すぐに使える！
栄養素キャラクター素材集

CD-ROM付 Windows対応

監修
田中 明　女子栄養大学名誉教授
蒲池桂子　女子栄養大学栄養クリニック教授

イラスト
いとうみつる

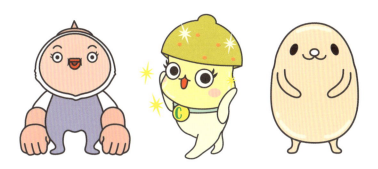

日本図書センター

はじめに

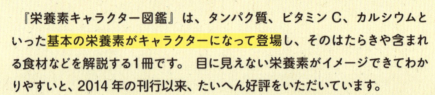

本書は、ベストセラー
『たべることがめちゃくちゃ楽しくなる！
栄養素キャラクター図鑑』のイラスト素材集です。

『栄養素キャラクター図鑑』は、タンパク質、ビタミンC、カルシウムといった基本の栄養素がキャラクターになって登場し、そのはたらきや含まれる食材などを解説する1冊です。目に見えない栄養素がイメージできてわかりやすいと、2014年の刊行以来、たいへん好評をいただいています。
　また、ユニークなキャラクターたちについて、「学校のプリントに使いたい！」「もっといろいろなキャラクターを見てみたい！」といった声もたくさんいただいていました。

そんなご要望に応えてつくったのが、
本書『すぐに使える！ 栄養素キャラクター素材集 CD-ROM付』です。

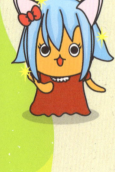

栄養素キャラクターたちのオリジナルイラストのほか、元気いっぱいのポーズやふきだし付など、さまざまなバリエーションが収録されています。
そして、『栄養素キャラクター図鑑』には載っていなかった、リコピン、イソフラボンなどの「機能性成分」のキャラクターも追加しました。
　さらに、キャラクターだけではなく、こどもや食べもののイラスト、フレームや飾り罫線などのあしらいまで、1200点以上の便利なイラスト素材を収録しています。

本書のイラスト素材を使えば、「給食だより」「園だより」などのおたよりや、食育教材などのプリント、ポスターなどの掲示物、といった制作物をすぐに、かんたんに、かわいく、つくることができます。
学校や園はもちろん、地域の活動やご家庭での教育など、さまざまな場面で多くの方にお使いいただけると思います。
　この本が、みなさんの健康なからだづくりや、食への興味を広げることに役立ち、栄養素を身近に感じるきっかけとなれば、たいへんうれしいです。

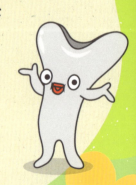

女子栄養大学 栄養クリニック教授　蒲池桂子

*ご使用の際は、「CD-ROMの使い方」(P.60〜63)をお読みください。

この本の見方

この本には、「栄養素キャラクター」をはじめとするイラスト素材が収録されています。そのままコピーしたり、付属のCD-ROMを使用したりして、ご活用ください。

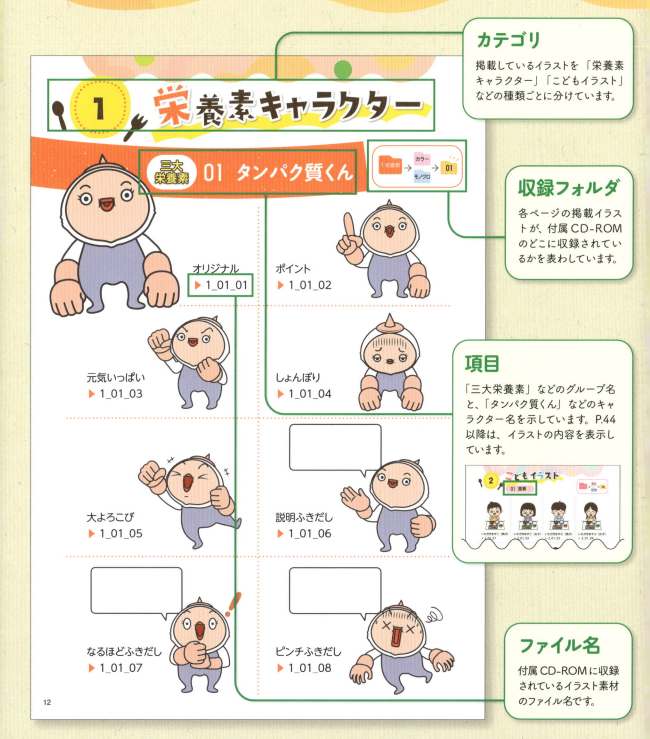

もくじ

- はじめに ······················ 2
- この本の見方 ················ 3
- こんなふうに使えます！ 製作例紹介 ······ 6
- 栄養素キャラクター一覧 ············ 8

1 栄養素キャラクター

三大栄養素
- 01 タンパク質くん ············ 12
- 02 糖質くん ·················· 13
- 03 食物繊維コンビ 不溶性さん ···· 14
- 04 食物繊維コンビ 水溶性さん ···· 14
- 05 脂質ちゃん ················ 15
- 06 脂肪酸トリオ オメガ3ちゃん ·· 16
- 07 脂肪酸トリオ オメガ6ちゃん ·· 16
- 08 脂肪酸トリオ パルミチン酸どん · 17
- 09 コレステロール兄弟 HDLくん ·· 18
- 10 コレステロール兄弟 LDL兄さん · 18

ビタミン
- 11 ビタミンB1くん ············ 19
- 12 ビタミンB2くん ············ 20
- 13 ナイアシンおじさん ········ 21
- 14 パントテン酸ちゃん ········ 22
- 15 ビタミンB6くん ············ 23
- 16 ビオチンちゃん ············ 23
- 17 葉酸くん ·················· 24
- 18 ビタミンB12くん ··········· 24
- 19 ビタミンCちゃん ··········· 25
- 20 ビタミンA姉妹 レチノールちゃん · 26
- 21 ビタミンA姉妹 β-カロテンちゃん · 26
- 22 ビタミンDくん ············· 27
- 23 ビタミンE姉さん ··········· 27
- 24 ビタミンKくん ············· 28

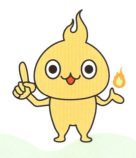

2 こどもイラスト
- 01 食事 ······················ 44
- 02 食事セリフ付・いろいろポーズ ·· 45
- 03 食材といっしょに ·········· 46
- 04 3色の食品群 ··············· 47

3 おとなイラスト
- 01 いろいろポーズ ············ 48
- 02 ふきだし付 ················ 49

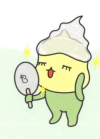

ミネラル

- 25 カルシウムくん …………… 29
- 26 リンくん …………………… 30
- 27 マグネシウムどん ………… 30
- 28 ナトリウムマン …………… 31
- 29 カリウムマスク …………… 31
- 30 鉄兄さん …………………… 32
- 31 亜鉛くん …………………… 33
- 32 銅くん ……………………… 34
- 33 マンガンぼうや …………… 34
- 34 クロムさん ………………… 35
- 35 モリブデンキッズ ………… 35
- 36 セレンちゃん ……………… 36
- 37 ヨウ素くん ………………… 36

機能性成分

- 38 リコピンちゃん …………… 37
- 39 プロテオグリカンどん …… 37
- 40 イソフラボンちゃん ……… 38
- 41 ビタミンUくん …………… 38
- 42 イソチオシアネートさん … 39
- 43 硫化アリルくん …………… 39
- 44 ケルセチンちゃん ………… 40
- 45 ガラクタンちゃん ………… 40
- 46 ナスニンちゃん …………… 41
- 47 β-グルカンさん …………… 41
- 48 ギャバちゃん ……………… 42
- 49 アリシンさま ……………… 42
- 50 ジンゲロールちゃん ……… 43
- 51 セサミンちゃん …………… 43

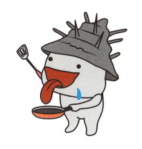
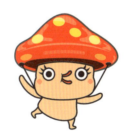

4 食べものイラスト

- 01 穀・いも類／肉類 ………… 50
- 02 魚介類① …………………… 51
- 03 魚介類②／卵・乳類／
   豆・ナッツ類／きのこ類 … 52
- 04 野菜類① …………………… 53
- 05 野菜類②／果実類 ………… 54
- 06 海藻類／調味料・油類／
   嗜好品 ……………………… 55

5 フレーム・あしらい

- 01 献立・給食目標・
   いろいろフレーム ………… 56
- 02 栄養素表・カード ………… 57
- 03 賞状 ………………………… 58
- 04 飾り罫線 …………………… 59

CD-ROMの使い方 …………… 60

こんなふうに使えます！

さまざまなシーンで使える実用的なイラストをたくさん収録！自由に組み合わせてお使いいただけます。

給食だよりに！

製作例紹介

8月 給食だより ○○○○年○月○日

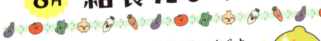

いよいよ夏本番です。暑さで食欲がないからといって食事を抜くと、夏バテになってしまいます。水分やビタミンを豊富に含んだ「夏野菜」を上手に取り入れ、暑い夏を元気に過ごしましょう。

→ 飾り罫線
→ 栄養素キャラクター

夏野菜でからだを守ろう

きゅうり
水分をたくさん含んだ夏野菜の代表。からだを冷やす作用もあります。

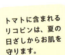
トマトに含まれるリコピンは、夏の日ざしからお肌を守ります。
トマト

なす
目の疲れをいやすナスニンが豊富。調理は皮ごと使いましょう。

かぜ予防に効果があるビタミンCをたくさん含んでいます。
ピーマン

→ 食べものイラスト

生活リズムを整えましょう

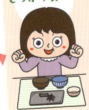
朝・昼・夜しっかり食べる

8月は休みが多い時期です。つい、食事を抜いたり夜ふかしをしたりして、生活のリズムを乱し、体調を崩してしまうこともあります。ごはんを3食しっかりと食べて、生活リズムを整えましょう。

冷たいものの摂りすぎに注意

暑さ対策で、冷たいものを摂りすぎると、血液の流れや胃腸のはたらきが悪くなります。その結果、体力が落ち、夏バテになるのです。冷たいものはほどほどにしましょう。

→ こどもイラスト

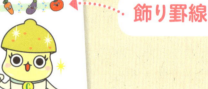

いろいろ使えるね！

製作例紹介

賞状に！ 賞状フレーム

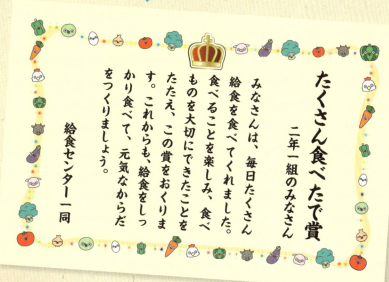

食べるのが
もっと楽しく
なるね！

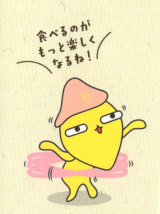

食育の授業に！ 食べものイラスト

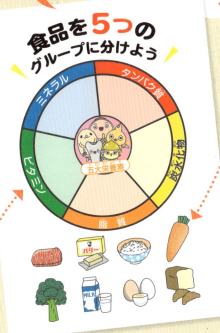

ポスターにも！

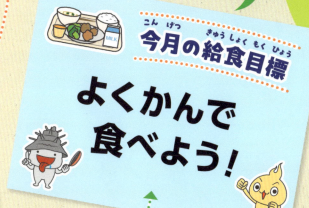

五大栄養素表　　　給食目標フレーム

栄養素キャラクター一覧

この本に収録されている51種類の栄養素キャラクターたちを紹介します。
「三大栄養素」「ビタミン」「ミネラル」「機能性成分」の
4つのグループで見ていきましょう。

タンパク質

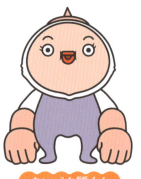
タンパク質くん

炭水化物

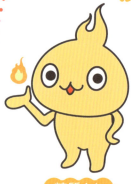
糖質くん

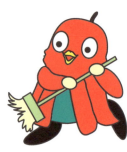
食物繊維コンビ

三大栄養素

タンパク質、炭水化物、脂質の3つの要素からなる、
からだを動かすためのエネルギーをつくったり、
からだをつくる材料になったりする栄養素。

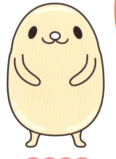
脂質ちゃん

脂質

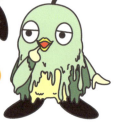

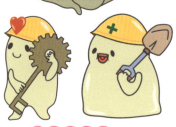
コレステロール兄弟

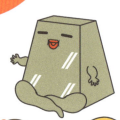
脂肪酸トリオ

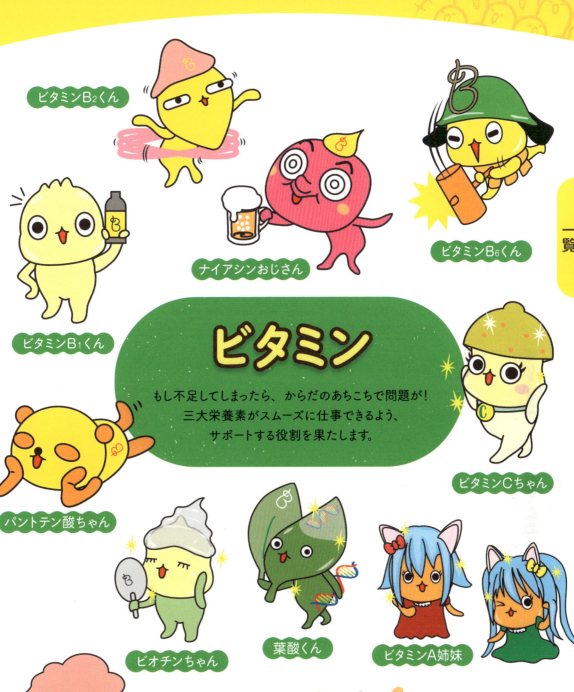

キャラクター一覧

ビタミン

もし不足してしまったら、からだのあちこちで問題が！
三大栄養素がスムーズに仕事できるよう、
サポートする役割を果たします。

ビタミンB_2くん
ナイアシンおじさん
ビタミンB_6くん
ビタミンB_1くん
パントテン酸ちゃん
ビタミンCちゃん
ビオチンちゃん
葉酸くん
ビタミンA姉妹

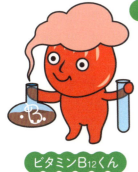
ビタミンB_{12}くん

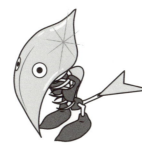
ビタミンDくん

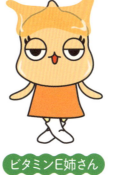
ビタミンE姉さん

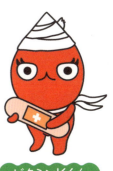
ビタミンKくん

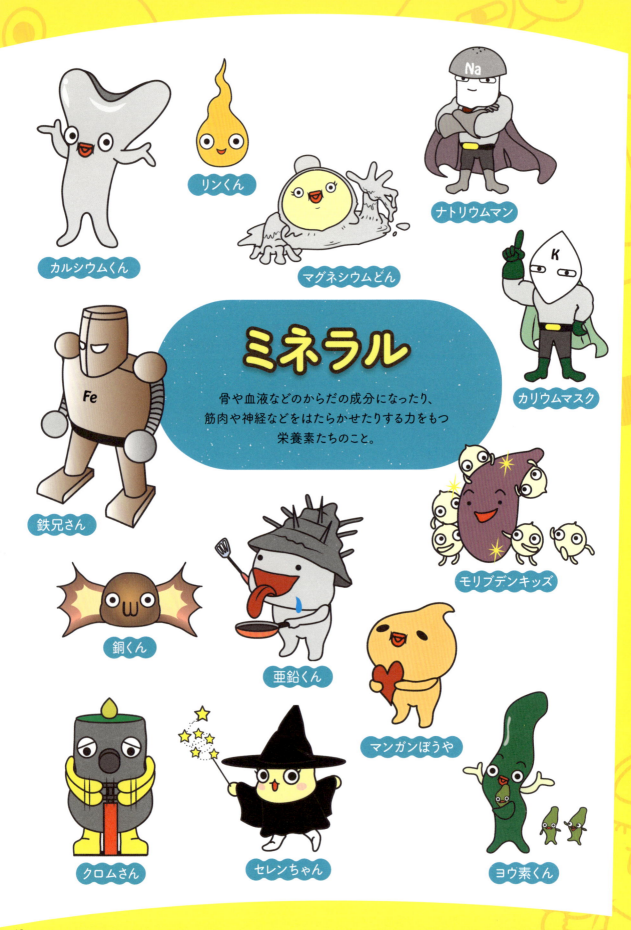

キャラクター一覧

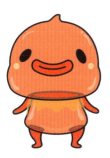
リコピンちゃん

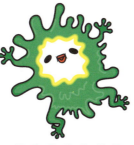
プロテオグリカンどん

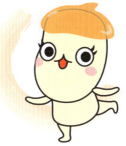
イソフラボンちゃん

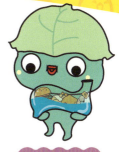
ビタミンUくん

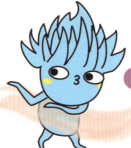
硫化アリルくん

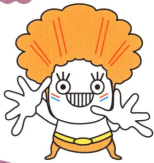
イソチオシアネートさん

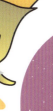
ケルセチンちゃん

機能性成分

からだの機能を整える栄養成分。
中には、「抗酸化作用」という老化や
病気の予防に役立つはたらきをするものも多くいます。

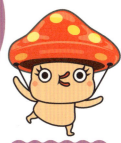
β-グルカンさん

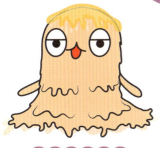
ガラクタンちゃん

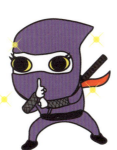
ナスニンちゃん

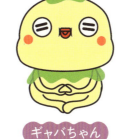
ギャバちゃん

セサミンちゃん

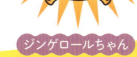
ジンゲロールちゃん

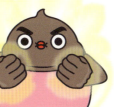
アリシンさま

ビタミンAとなる機能性成分の「β-カロテン」は、ビタミングループで紹介しています。

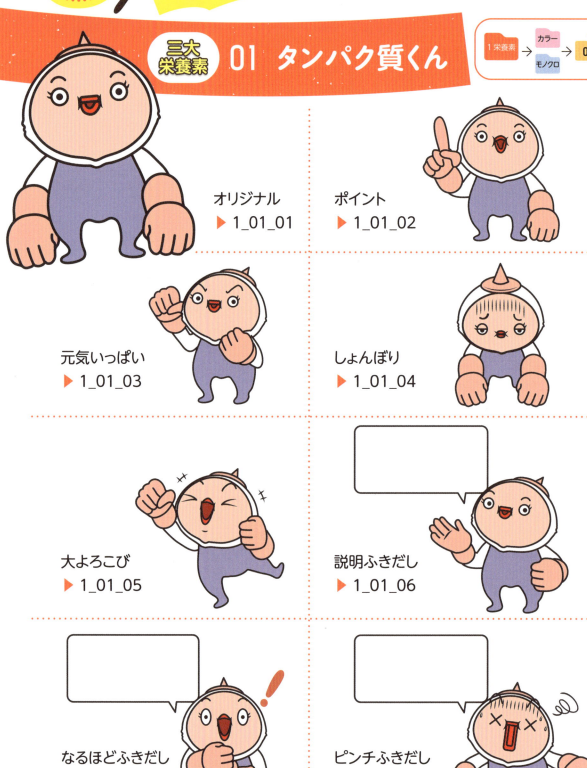

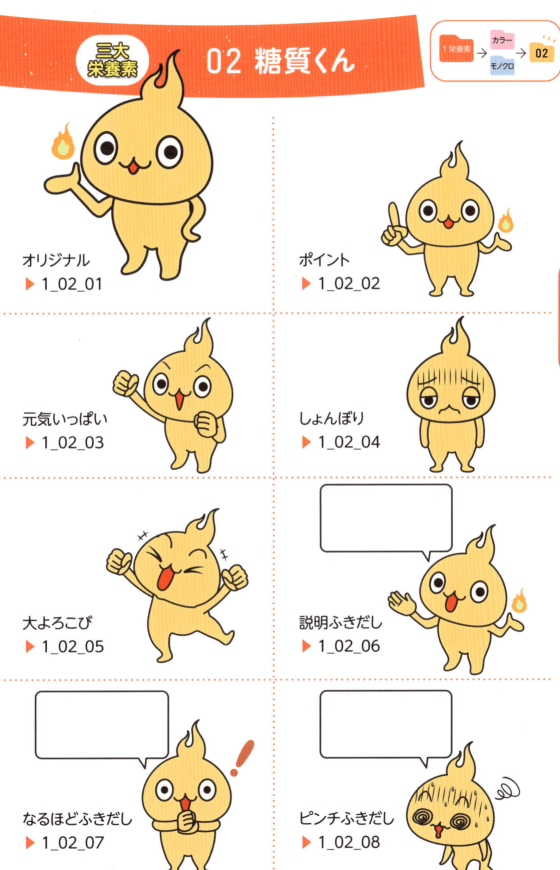

三大栄養素 03 食物繊維コンビ 不溶性さん

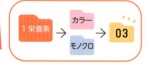

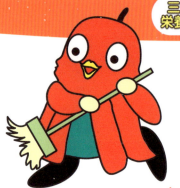
オリジナル
▶ 1_03_01

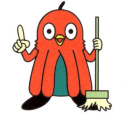
ポイント
▶ 1_03_02

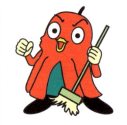
元気いっぱい
▶ 1_03_03

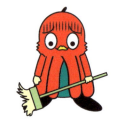
しょんぼり
▶ 1_03_04

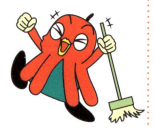
大よろこび
▶ 1_03_05

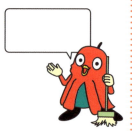
説明ふきだし
▶ 1_03_06

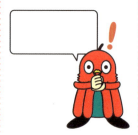
なるほどふきだし
▶ 1_03_07

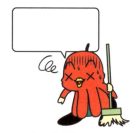
ピンチふきだし
▶ 1_03_08

三大栄養素 04 食物繊維コンビ 水溶性さん

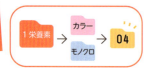

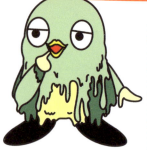
オリジナル
▶ 1_04_01

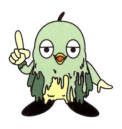
ポイント
▶ 1_04_02

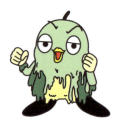
元気いっぱい
▶ 1_04_03

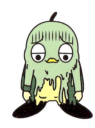
しょんぼり
▶ 1_04_04

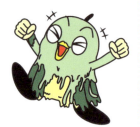
大よろこび
▶ 1_04_05

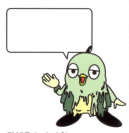
説明ふきだし
▶ 1_04_06

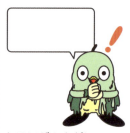
なるほどふきだし
▶ 1_04_07

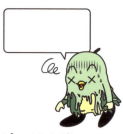
ピンチふきだし
▶ 1_04_08

三大栄養素 05 脂質ちゃん

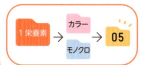

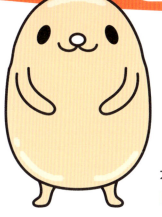

オリジナル
▶ 1_05_01

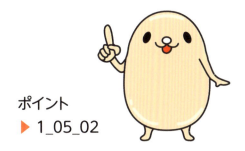

ポイント
▶ 1_05_02

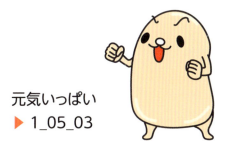

元気いっぱい
▶ 1_05_03

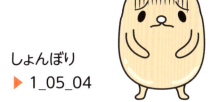

しょんぼり
▶ 1_05_04

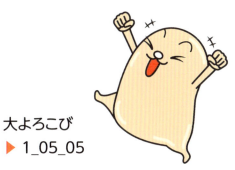

大よろこび
▶ 1_05_05

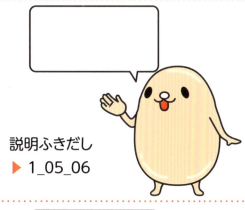

説明ふきだし
▶ 1_05_06

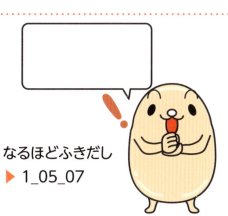

なるほどふきだし
▶ 1_05_07

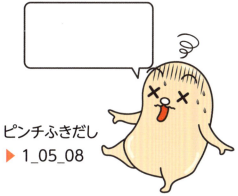

ピンチふきだし
▶ 1_05_08

❶栄養素キャラクター

06 脂肪酸トリオ オメガ3ちゃん 三大栄養素

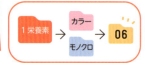

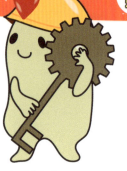
オリジナル
▶ 1_06_01

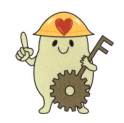
ポイント
▶ 1_06_02

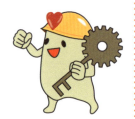
元気いっぱい
▶ 1_06_03

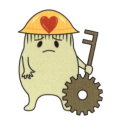
しょんぼり
▶ 1_06_04

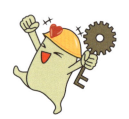
大よろこび
▶ 1_06_05

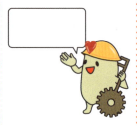
説明ふきだし
▶ 1_06_06

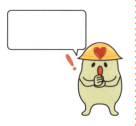
なるほどふきだし
▶ 1_06_07

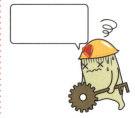
ピンチふきだし
▶ 1_06_08

07 脂肪酸トリオ オメガ6ちゃん 三大栄養素

 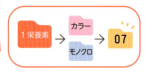

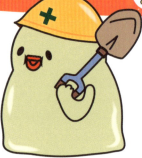
オリジナル
▶ 1_07_01

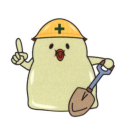
ポイント
▶ 1_07_02

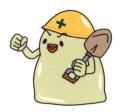
元気いっぱい
▶ 1_07_03

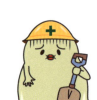
しょんぼり
▶ 1_07_04

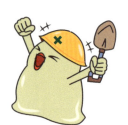
大よろこび
▶ 1_07_05

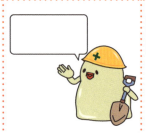
説明ふきだし
▶ 1_07_06

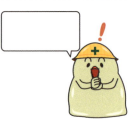
なるほどふきだし
▶ 1_07_07

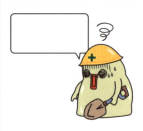
ピンチふきだし
▶ 1_07_08

脂肪酸トリオ 08
三大栄養素
パルミチン酸どん

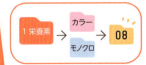
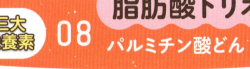

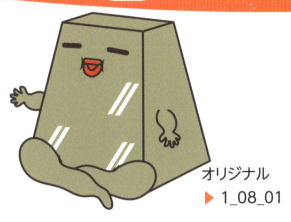
オリジナル
▶ 1_08_01

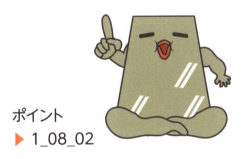
ポイント
▶ 1_08_02

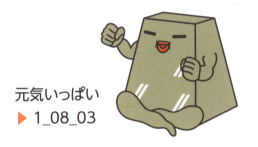
元気いっぱい
▶ 1_08_03

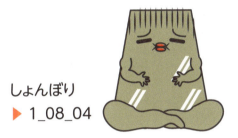
しょんぼり
▶ 1_08_04

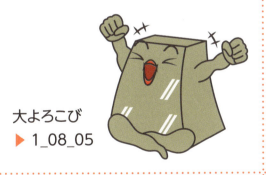
大よろこび
▶ 1_08_05

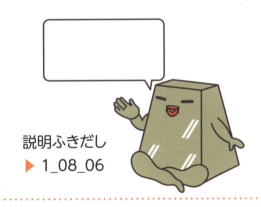
説明ふきだし
▶ 1_08_06

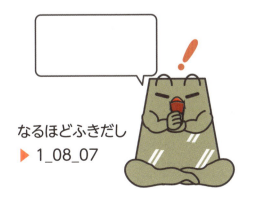
なるほどふきだし
▶ 1_08_07

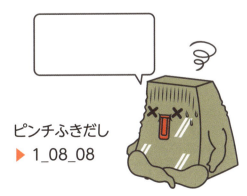
ピンチふきだし
▶ 1_08_08

❶栄養素キャラクター

17

三大栄養素 09 コレステロール兄弟 HDLくん

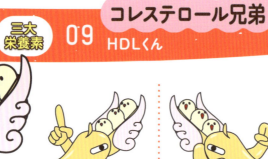

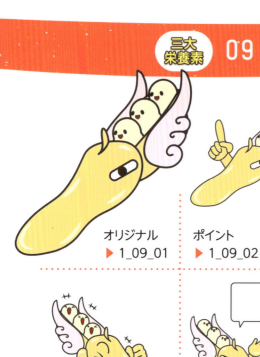
オリジナル
▶ 1_09_01

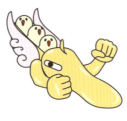
ポイント
▶ 1_09_02

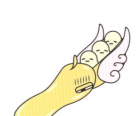
元気いっぱい
▶ 1_09_03

しょんぼり
▶ 1_09_04

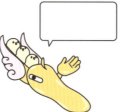
大よろこび
▶ 1_09_05

説明ふきだし
▶ 1_09_06

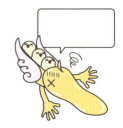
なるほどふきだし
▶ 1_09_07

ピンチふきだし
▶ 1_09_08

三大栄養素 10 コレステロール兄弟 LDL兄さん

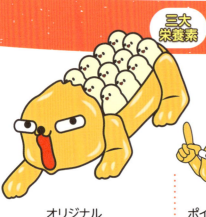
オリジナル
▶ 1_10_01

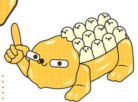
ポイント
▶ 1_10_02

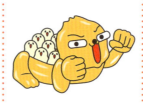
元気いっぱい
▶ 1_10_03

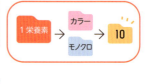
しょんぼり
▶ 1_10_04

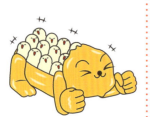
大よろこび
▶ 1_10_05

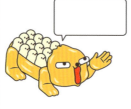
説明ふきだし
▶ 1_10_06

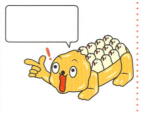
なるほどふきだし
▶ 1_10_07

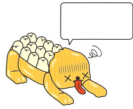
ピンチふきだし
▶ 1_10_08

11 ビタミンB₁くん

ビタミン

1 栄養素 → カラー / モノクロ → 11

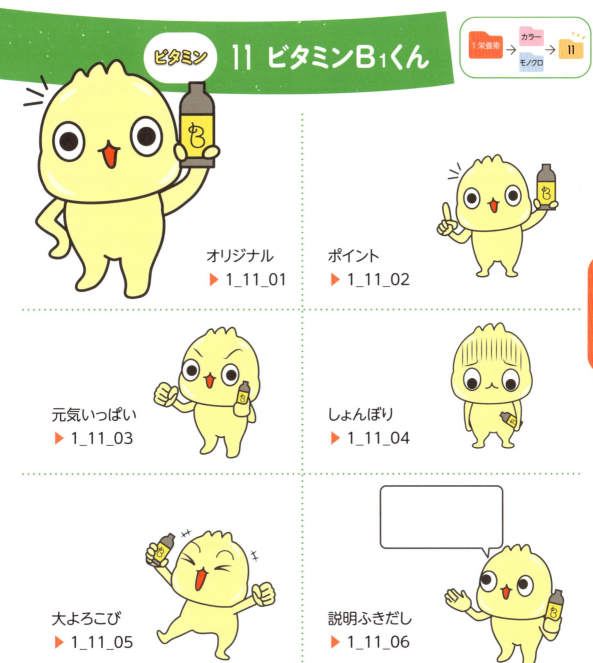

オリジナル
▶ 1_11_01

ポイント
▶ 1_11_02

元気いっぱい
▶ 1_11_03

しょんぼり
▶ 1_11_04

大よろこび
▶ 1_11_05

説明ふきだし
▶ 1_11_06

❶ 栄養素キャラクター

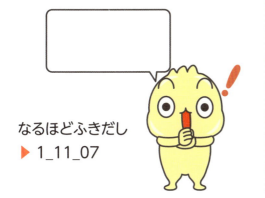

なるほどふきだし
▶ 1_11_07

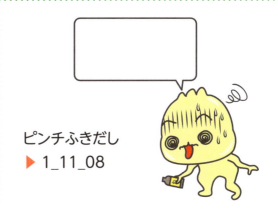

ピンチふきだし
▶ 1_11_08

12 ビタミンB₂くん (ビタミン)

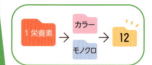

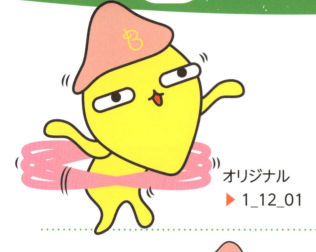
オリジナル
▶ 1_12_01

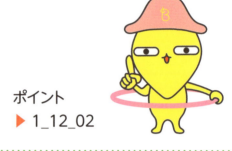
ポイント
▶ 1_12_02

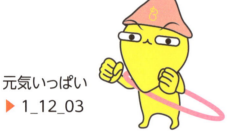
元気いっぱい
▶ 1_12_03

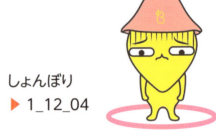
しょんぼり
▶ 1_12_04

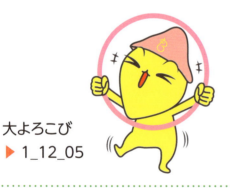
大よろこび
▶ 1_12_05

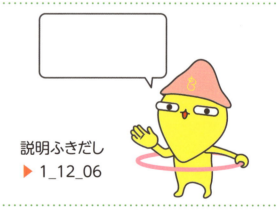
説明ふきだし
▶ 1_12_06

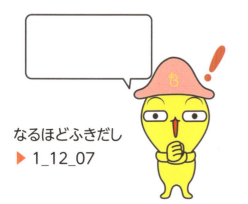
なるほどふきだし
▶ 1_12_07

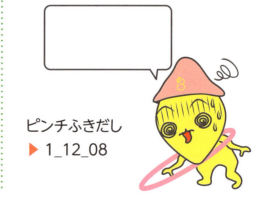
ピンチふきだし
▶ 1_12_08

ビタミン 13 ナイアシンおじさん

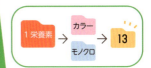

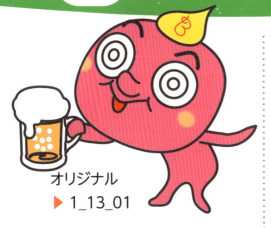

オリジナル
▶ 1_13_01

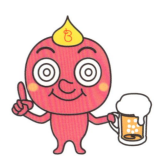

ポイント
▶ 1_13_02

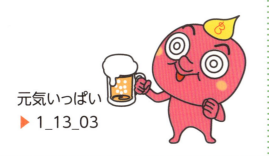

元気いっぱい
▶ 1_13_03

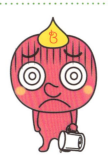

しょんぼり
▶ 1_13_04

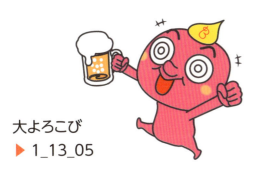

大よろこび
▶ 1_13_05

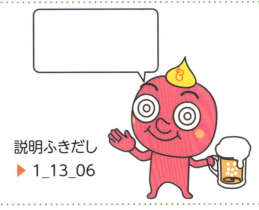

説明ふきだし
▶ 1_13_06

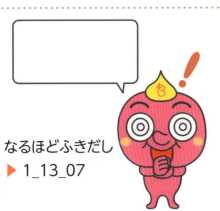

なるほどふきだし
▶ 1_13_07

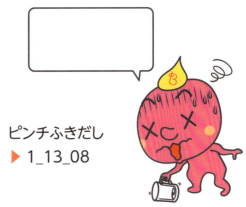

ピンチふきだし
▶ 1_13_08

❶栄養素キャラクター

ビタミン 14 パントテン酸ちゃん

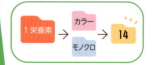

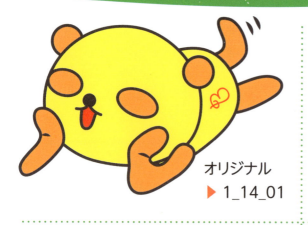

オリジナル
▶ 1_14_01

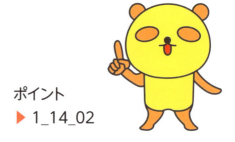

ポイント
▶ 1_14_02

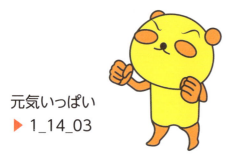

元気いっぱい
▶ 1_14_03

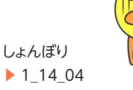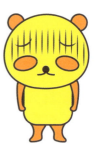

しょんぼり
▶ 1_14_04

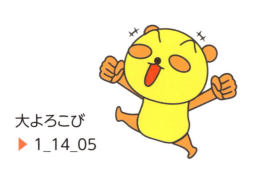

大よろこび
▶ 1_14_05

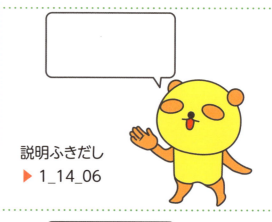

説明ふきだし
▶ 1_14_06

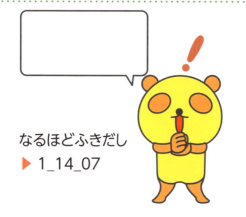

なるほどふきだし
▶ 1_14_07

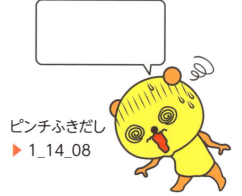

ピンチふきだし
▶ 1_14_08

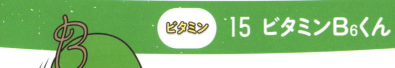 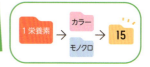

ビタミン 15 ビタミンB₆くん

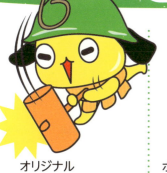
オリジナル
▶ 1_15_01

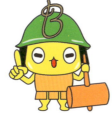
ポイント
▶ 1_15_02

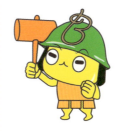
元気いっぱい
▶ 1_15_03

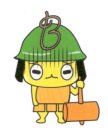
しょんぼり
▶ 1_15_04

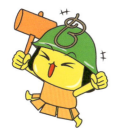
大よろこび
▶ 1_15_05

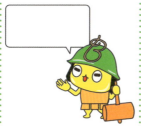
説明ふきだし
▶ 1_15_06

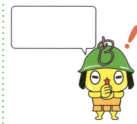
なるほどふきだし
▶ 1_15_07

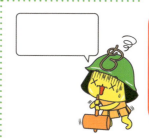
ピンチふきだし
▶ 1_15_08

❶栄養素キャラクター

ビタミン 16 ビオチンちゃん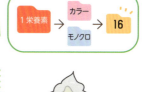

オリジナル
▶ 1_16_01

ポイント
▶ 1_16_02

元気いっぱい
▶ 1_16_03

しょんぼり
▶ 1_16_04

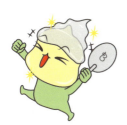
大よろこび
▶ 1_16_05

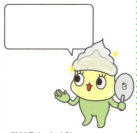
説明ふきだし
▶ 1_16_06

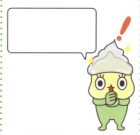
なるほどふきだし
▶ 1_16_07

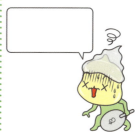
ピンチふきだし
▶ 1_16_08

ビタミン 17 葉酸くん

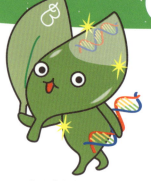
オリジナル
▶ 1_17_01

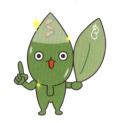
ポイント
▶ 1_17_02

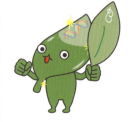
元気いっぱい
▶ 1_17_03

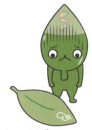
しょんぼり
▶ 1_17_04

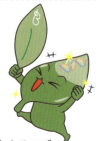
大よろこび
▶ 1_17_05

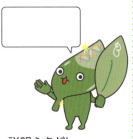
説明ふきだし
▶ 1_17_06

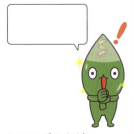
なるほどふきだし
▶ 1_17_07

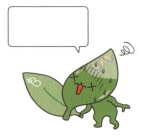
ピンチふきだし
▶ 1_17_08

ビタミン 18 ビタミンB₁₂くん

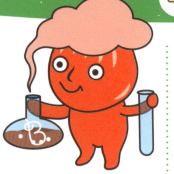
オリジナル
▶ 1_18_01

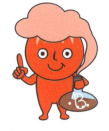
ポイント
▶ 1_18_02

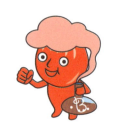
元気いっぱい
▶ 1_18_03

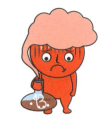
しょんぼり
▶ 1_18_04

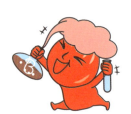
大よろこび
▶ 1_18_05

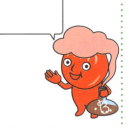
説明ふきだし
▶ 1_18_06

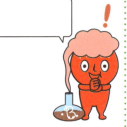
なるほどふきだし
▶ 1_18_07

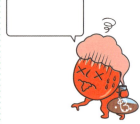
ピンチふきだし
▶ 1_18_08

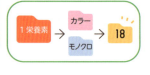

ビタミン 19 ビタミンCちゃん

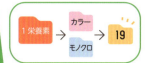

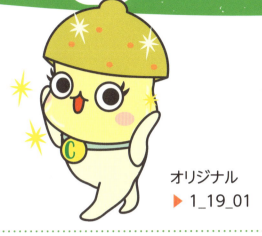

オリジナル
▶ 1_19_01

ポイント
▶ 1_19_02

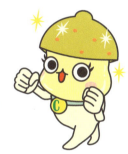

元気いっぱい
▶ 1_19_03

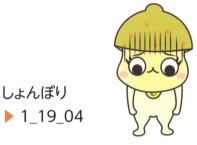

しょんぼり
▶ 1_19_04

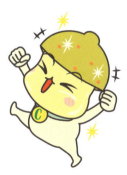

大よろこび
▶ 1_19_05

説明ふきだし
▶ 1_19_06

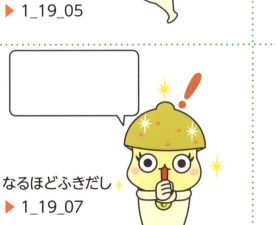

なるほどふきだし
▶ 1_19_07

ピンチふきだし
▶ 1_19_08

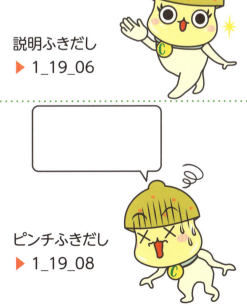

❶栄養素キャラクター

20 ビタミンA姉妹 レチノールちゃん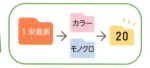

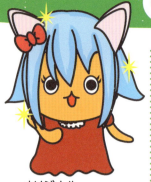
オリジナル
▶ 1_20_01

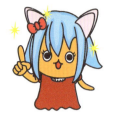
ポイント
▶ 1_20_02

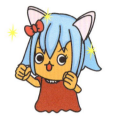
元気いっぱい
▶ 1_20_03

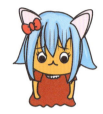
しょんぼり
▶ 1_20_04

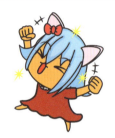
大よろこび
▶ 1_20_05

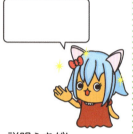
説明ふきだし
▶ 1_20_06

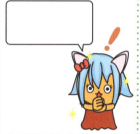
なるほどふきだし
▶ 1_20_07

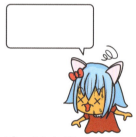
ピンチふきだし
▶ 1_20_08

 21 ビタミンA姉妹 β-カロテンちゃん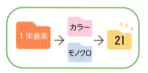

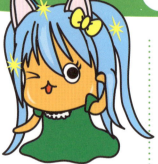
オリジナル
▶ 1_21_01

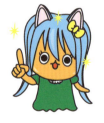
ポイント
▶ 1_21_02

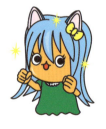
元気いっぱい
▶ 1_21_03

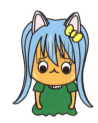
しょんぼり
▶ 1_21_04

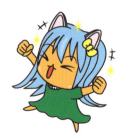
大よろこび
▶ 1_21_05

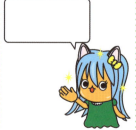
説明ふきだし
▶ 1_21_06

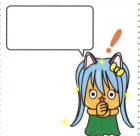
なるほどふきだし
▶ 1_21_07

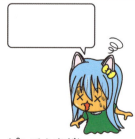
ピンチふきだし
▶ 1_21_08

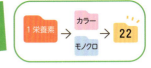

22 ビタミンDくん

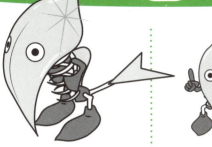
オリジナル
▶ 1_22_01

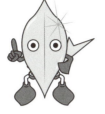
ポイント
▶ 1_22_02

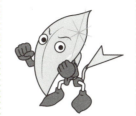
元気いっぱい
▶ 1_22_03

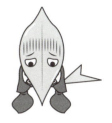
しょんぼり
▶ 1_22_04

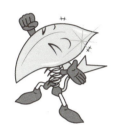
大よろこび
▶ 1_22_05

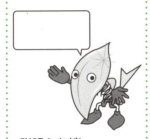
説明ふきだし
▶ 1_22_06

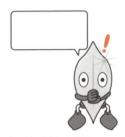
なるほどふきだし
▶ 1_22_07

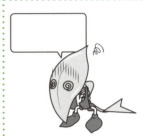
ピンチふきだし
▶ 1_22_08

❶ 栄養素キャラクター

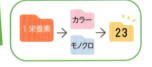

23 ビタミンE姉さん

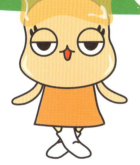
オリジナル
▶ 1_23_01

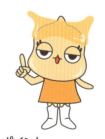
ポイント
▶ 1_23_02

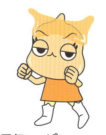
元気いっぱい
▶ 1_23_03

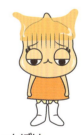
しょんぼり
▶ 1_23_04

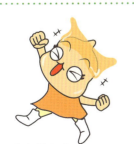
大よろこび
▶ 1_23_05

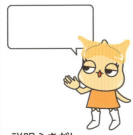
説明ふきだし
▶ 1_23_06

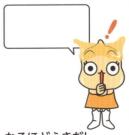
なるほどふきだし
▶ 1_23_07

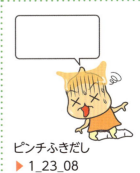
ピンチふきだし
▶ 1_23_08

27

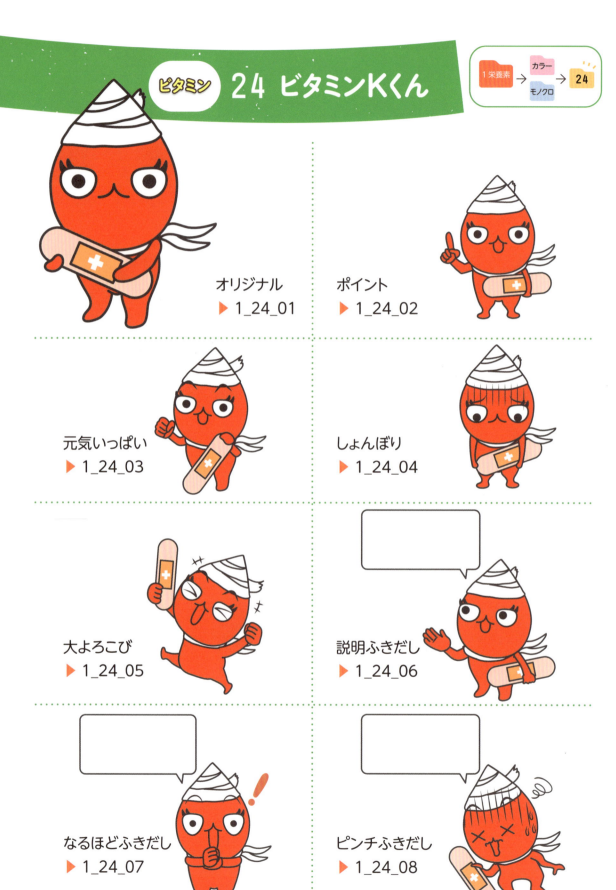

ミネラル 25 カルシウムくん

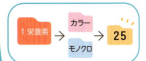

①栄養素キャラクター

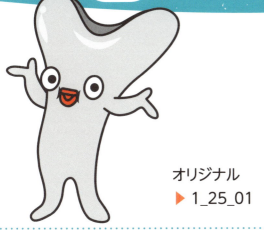

オリジナル
▶ 1_25_01

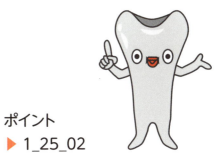

ポイント
▶ 1_25_02

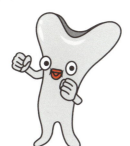

元気いっぱい
▶ 1_25_03

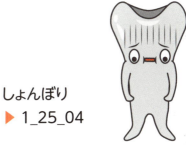

しょんぼり
▶ 1_25_04

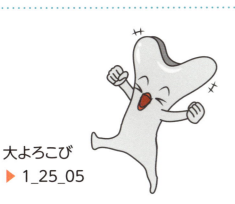

大よろこび
▶ 1_25_05

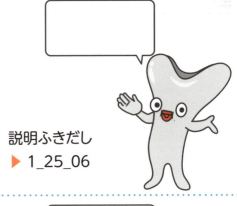

説明ふきだし
▶ 1_25_06

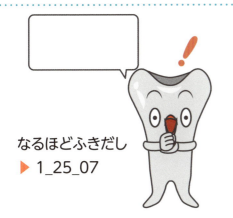

なるほどふきだし
▶ 1_25_07

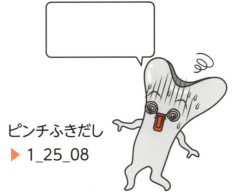

ピンチふきだし
▶ 1_25_08

29

ミネラル 26 リンくん

	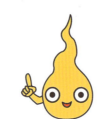	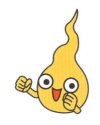	
オリジナル ▶ 1_26_01	ポイント ▶ 1_26_02	元気いっぱい ▶ 1_26_03	しょんぼり ▶ 1_26_04
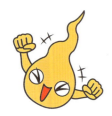	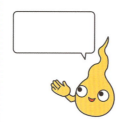		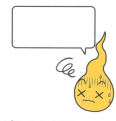
大よろこび ▶ 1_26_05	説明ふきだし ▶ 1_26_06	なるほどふきだし ▶ 1_26_07	ピンチふきだし ▶ 1_26_08

ミネラル 27 マグネシウムどん

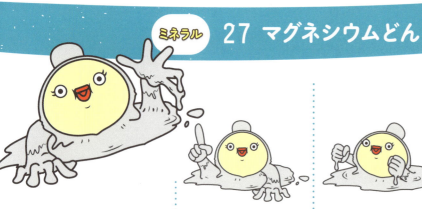

	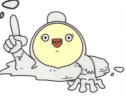	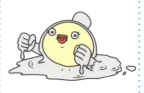	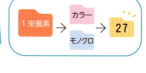
オリジナル ▶ 1_27_01	ポイント ▶ 1_27_02	元気いっぱい ▶ 1_27_03	しょんぼり ▶ 1_27_04
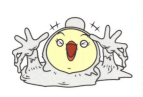	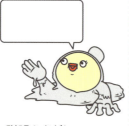	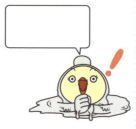	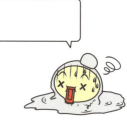
大よろこび ▶ 1_27_05	説明ふきだし ▶ 1_27_06	なるほどふきだし ▶ 1_27_07	ピンチふきだし ▶ 1_27_08

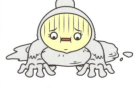

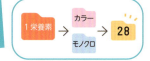

ミネラル 28 ナトリウムマン

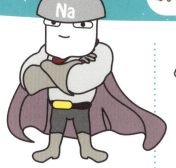
オリジナル
▶ 1_28_01

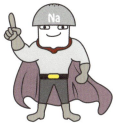
ポイント
▶ 1_28_02

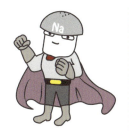
元気いっぱい
▶ 1_28_03

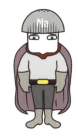
しょんぼり
▶ 1_28_04

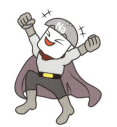
大よろこび
▶ 1_28_05

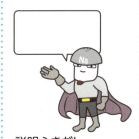
説明ふきだし
▶ 1_28_06

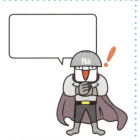
なるほどふきだし
▶ 1_28_07

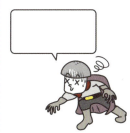
ピンチふきだし
▶ 1_28_08

❶ 栄養素キャラクター

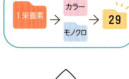

ミネラル 29 カリウムマスク

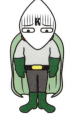
オリジナル
▶ 1_29_01

ポイント
▶ 1_29_02

元気いっぱい
▶ 1_29_03

しょんぼり
▶ 1_29_04

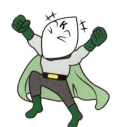
大よろこび
▶ 1_29_05

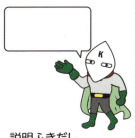
説明ふきだし
▶ 1_29_06

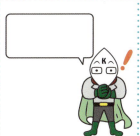
なるほどふきだし
▶ 1_29_07

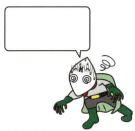
ピンチふきだし
▶ 1_29_08

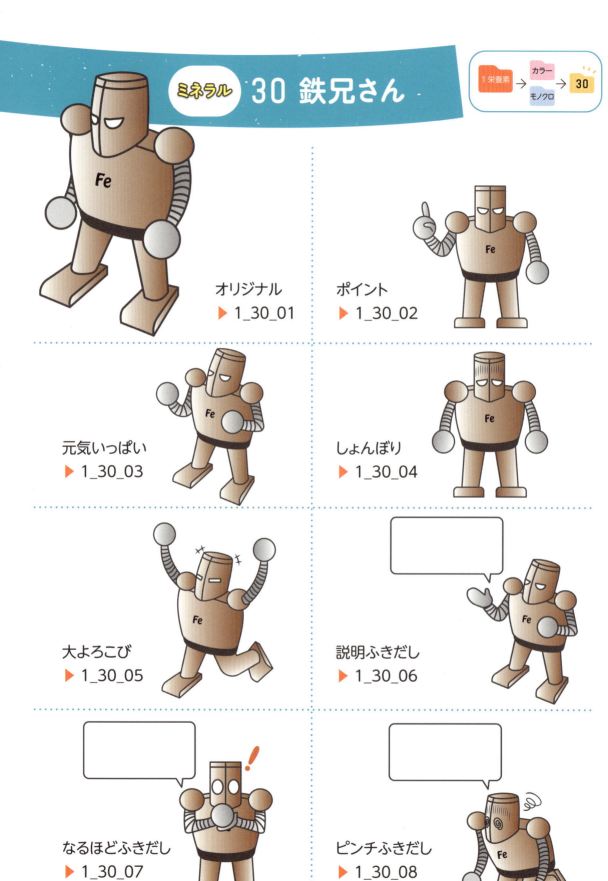

ミネラル　31　亜鉛くん

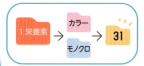

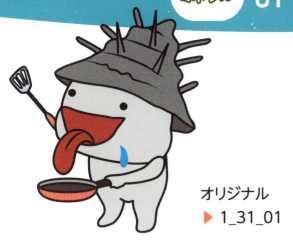

オリジナル
▶ 1_31_01

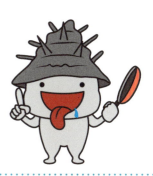

ポイント
▶ 1_31_02

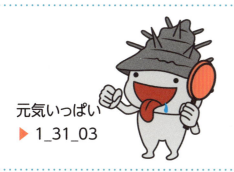

元気いっぱい
▶ 1_31_03

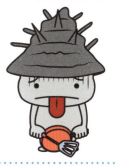

しょんぼり
▶ 1_31_04

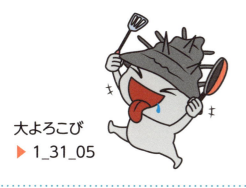

大よろこび
▶ 1_31_05

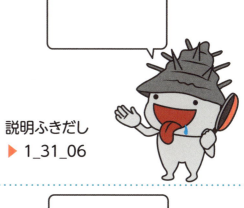

説明ふきだし
▶ 1_31_06

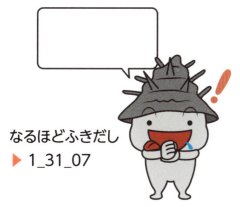

なるほどふきだし
▶ 1_31_07

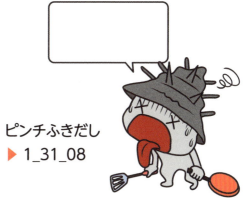

ピンチふきだし
▶ 1_31_08

❶栄養素キャラクター

ミネラル 32 銅くん

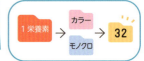

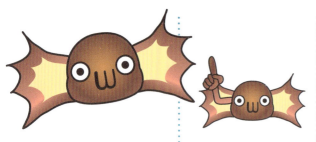	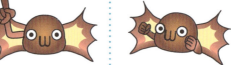		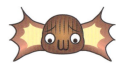
オリジナル ▶ 1_32_01	ポイント ▶ 1_32_02	元気いっぱい ▶ 1_32_03	しょんぼり ▶ 1_32_04
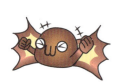	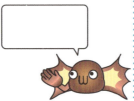	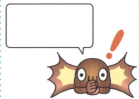	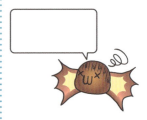
大よろこび ▶ 1_32_05	説明ふきだし ▶ 1_32_06	なるほどふきだし ▶ 1_32_07	ピンチふきだし ▶ 1_32_08

ミネラル 33 マンガンぼうや

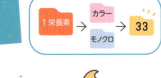

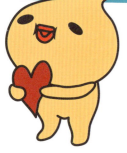	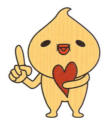	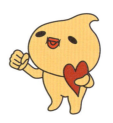	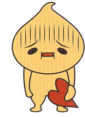
オリジナル ▶ 1_33_01	ポイント ▶ 1_33_02	元気いっぱい ▶ 1_33_03	しょんぼり ▶ 1_33_04
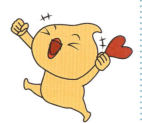	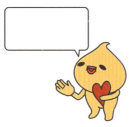	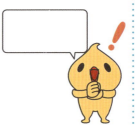	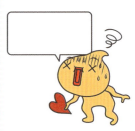
大よろこび ▶ 1_33_05	説明ふきだし ▶ 1_33_06	なるほどふきだし ▶ 1_33_07	ピンチふきだし ▶ 1_33_08

ミネラル 34 クロムさん

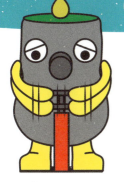
オリジナル
▶ 1_34_01

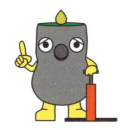
ポイント
▶ 1_34_02

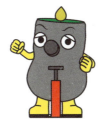
元気いっぱい
▶ 1_34_03

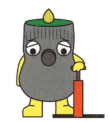
しょんぼり
▶ 1_34_04

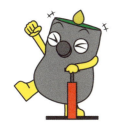
大よろこび
▶ 1_34_05

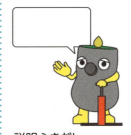
説明ふきだし
▶ 1_34_06

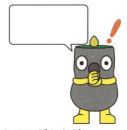
なるほどふきだし
▶ 1_34_07

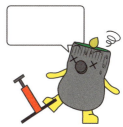
ピンチふきだし
▶ 1_34_08

ミネラル 35 モリブデンキッズ

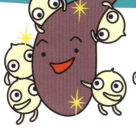
オリジナル
▶ 1_35_01

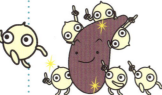
ポイント
▶ 1_35_02

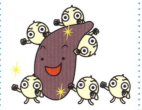
元気いっぱい
▶ 1_35_03

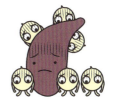
しょんぼり
▶ 1_35_04

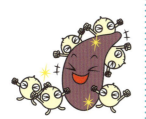
大よろこび
▶ 1_35_05

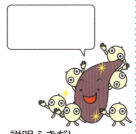
説明ふきだし
▶ 1_35_06

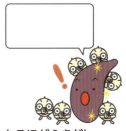
なるほどふきだし
▶ 1_35_07

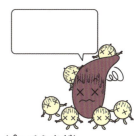
ピンチふきだし
▶ 1_35_08

ミネラル 36 セレンちゃん

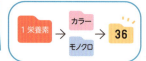

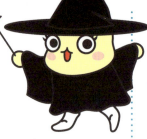
オリジナル
▶ 1_36_01

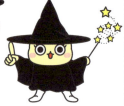
ポイント
▶ 1_36_02

元気いっぱい
▶ 1_36_03

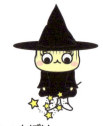
しょんぼり
▶ 1_36_04

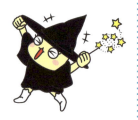
大よろこび
▶ 1_36_05

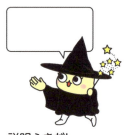
説明ふきだし
▶ 1_36_06

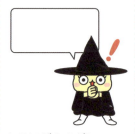
なるほどふきだし
▶ 1_36_07

ピンチふきだし
▶ 1_36_08

ミネラル 37 ヨウ素くん

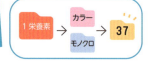

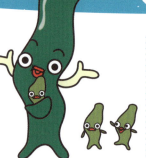
オリジナル
▶ 1_37_01

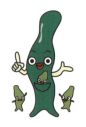
ポイント
▶ 1_37_02

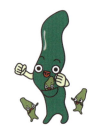
元気いっぱい
▶ 1_37_03

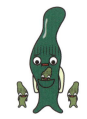
しょんぼり
▶ 1_37_04

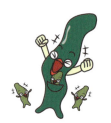
大よろこび
▶ 1_37_05

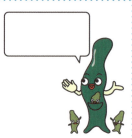
説明ふきだし
▶ 1_37_06

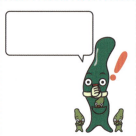
なるほどふきだし
▶ 1_37_07

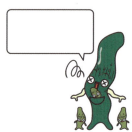
ピンチふきだし
▶ 1_37_08

機能性成分 38 リコピンちゃん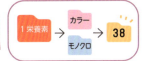

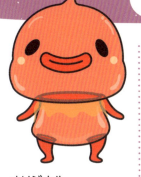
オリジナル
▶ 1_38_01

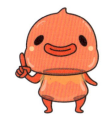
ポイント
▶ 1_38_02

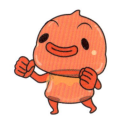
元気いっぱい
▶ 1_38_03

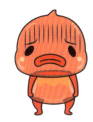
しょんぼり
▶ 1_38_04

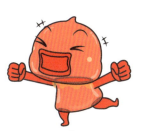
大よろこび
▶ 1_38_05

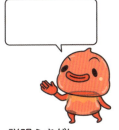
説明ふきだし
▶ 1_38_06

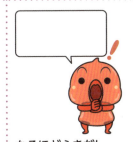
なるほどふきだし
▶ 1_38_07

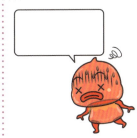
ピンチふきだし
▶ 1_38_08

❶ 栄養素キャラクター

機能性成分 39 プロテオグリカンどん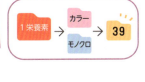

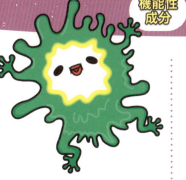
オリジナル
▶ 1_39_01

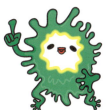
ポイント
▶ 1_39_02

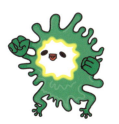
元気いっぱい
▶ 1_39_03

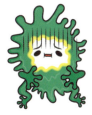
しょんぼり
▶ 1_39_04

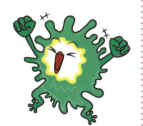
大よろこび
▶ 1_39_05

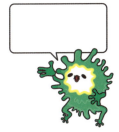
説明ふきだし
▶ 1_39_06

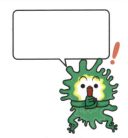
なるほどふきだし
▶ 1_39_07

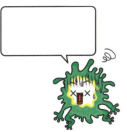
ピンチふきだし
▶ 1_39_08

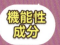 ## 機能性成分 40 イソフラボンちゃん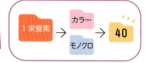

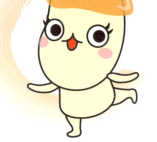
オリジナル
▶ 1_40_01

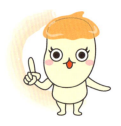
ポイント
▶ 1_40_02

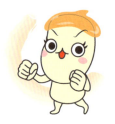
元気いっぱい
▶ 1_40_03

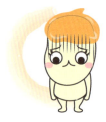
しょんぼり
▶ 1_40_04

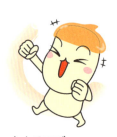
大よろこび
▶ 1_40_05

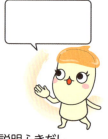
説明ふきだし
▶ 1_40_06

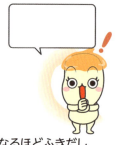
なるほどふきだし
▶ 1_40_07

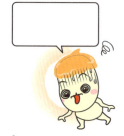
ピンチふきだし
▶ 1_40_08

機能性成分 41 ビタミンUくん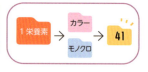

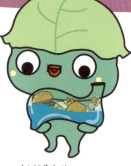
オリジナル
▶ 1_41_01

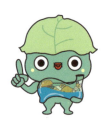
ポイント
▶ 1_41_02

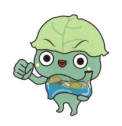
元気いっぱい
▶ 1_41_03

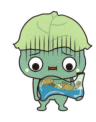
しょんぼり
▶ 1_41_04

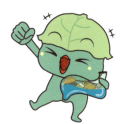
大よろこび
▶ 1_41_05

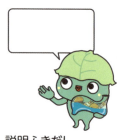
説明ふきだし
▶ 1_41_06

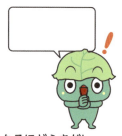
なるほどふきだし
▶ 1_41_07

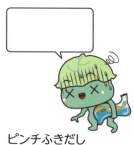
ピンチふきだし
▶ 1_41_08

機能性成分 42 イソチオシアネートさん

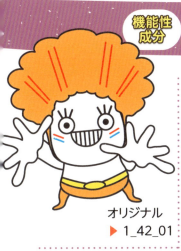
オリジナル
▶ 1_42_01

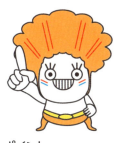
ポイント
▶ 1_42_02

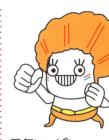
元気いっぱい
▶ 1_42_03

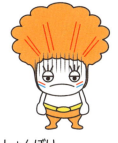
しょんぼり
▶ 1_42_04

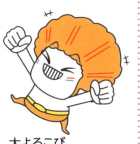
大よろこび
▶ 1_42_05

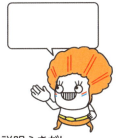
説明ふきだし
▶ 1_42_06

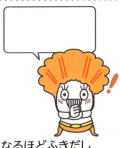
なるほどふきだし
▶ 1_42_07

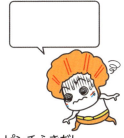
ピンチふきだし
▶ 1_42_08

機能性成分 43 硫化アリルくん

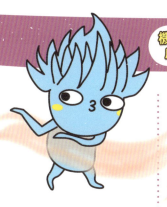
オリジナル
▶ 1_43_01

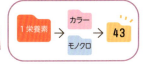

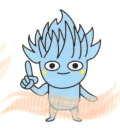
ポイント
▶ 1_43_02

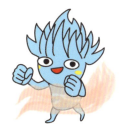
元気いっぱい
▶ 1_43_03

しょんぼり
▶ 1_43_04

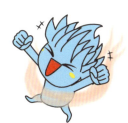
大よろこび
▶ 1_43_05

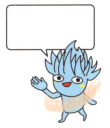
説明ふきだし
▶ 1_43_06

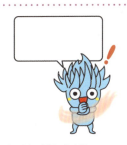
なるほどふきだし
▶ 1_43_07

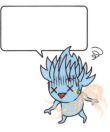
ピンチふきだし
▶ 1_43_08

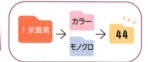

44 ケルセチンちゃん

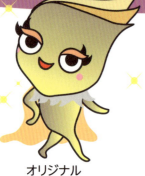
オリジナル
▶ 1_44_01

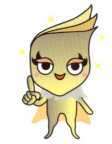
ポイント
▶ 1_44_02

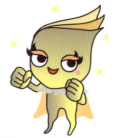
元気いっぱい
▶ 1_44_03

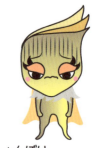
しょんぼり
▶ 1_44_04

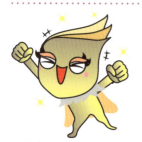
大よろこび
▶ 1_44_05

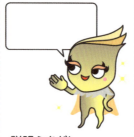
説明ふきだし
▶ 1_44_06

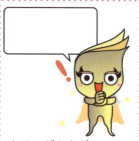
なるほどふきだし
▶ 1_44_07

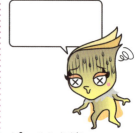
ピンチふきだし
▶ 1_44_08

 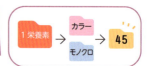

45 ガラクタンちゃん

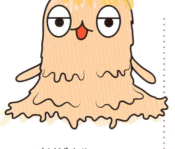
オリジナル
▶ 1_45_01

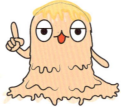
ポイント
▶ 1_45_02

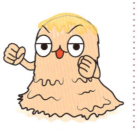
元気いっぱい
▶ 1_45_03

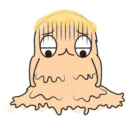
しょんぼり
▶ 1_45_04

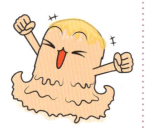
大よろこび
▶ 1_45_05

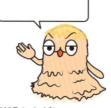
説明ふきだし
▶ 1_45_06

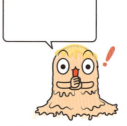
なるほどふきだし
▶ 1_45_07

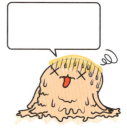
ピンチふきだし
▶ 1_45_08

46 ナスニンちゃん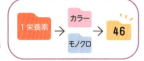

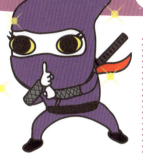 オリジナル ▶ 1_46_01	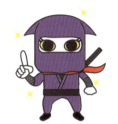 ポイント ▶ 1_46_02	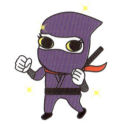 元気いっぱい ▶ 1_46_03	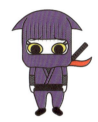 しょんぼり ▶ 1_46_04
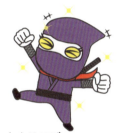 大よろこび ▶ 1_46_05	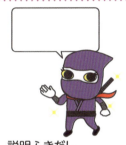 説明ふきだし ▶ 1_46_06	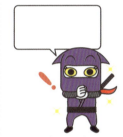 なるほどふきだし ▶ 1_46_07	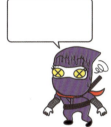 ピンチふきだし ▶ 1_46_08

 ## 47 β-グルカンさん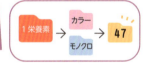

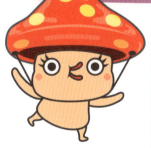 オリジナル ▶ 1_47_01	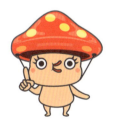 ポイント ▶ 1_47_02	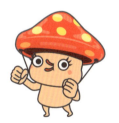 元気いっぱい ▶ 1_47_03	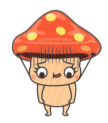 しょんぼり ▶ 1_47_04
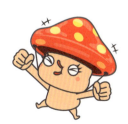 大よろこび ▶ 1_47_05	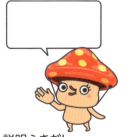 説明ふきだし ▶ 1_47_06	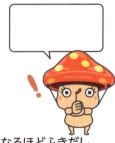 なるほどふきだし ▶ 1_47_07	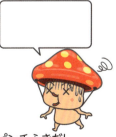 ピンチふきだし ▶ 1_47_08

❶栄養素キャラクター

機能性成分 48 ギャバちゃん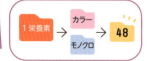

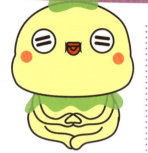
オリジナル
▶ 1_48_01

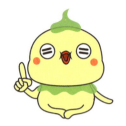
ポイント
▶ 1_48_02

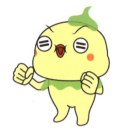
元気いっぱい
▶ 1_48_03

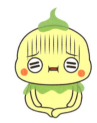
しょんぼり
▶ 1_48_04

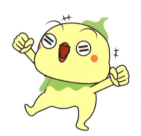
大よろこび
▶ 1_48_05

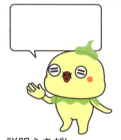
説明ふきだし
▶ 1_48_06

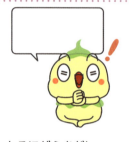
なるほどふきだし
▶ 1_48_07

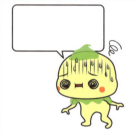
ピンチふきだし
▶ 1_48_08

 機能性成分 49 アリシンさま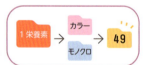

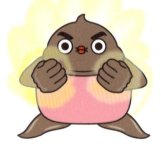
オリジナル
▶ 1_49_01

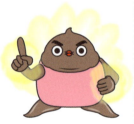
ポイント
▶ 1_49_02

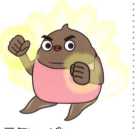
元気いっぱい
▶ 1_49_03

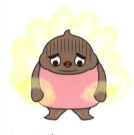
しょんぼり
▶ 1_49_04

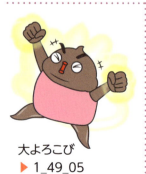
大よろこび
▶ 1_49_05

説明ふきだし
▶ 1_49_06

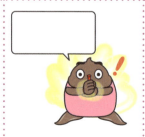
なるほどふきだし
▶ 1_49_07

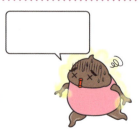
ピンチふきだし
▶ 1_49_08

機能性成分 50 ジンゲロールちゃん
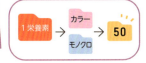

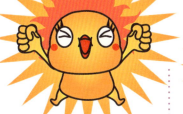	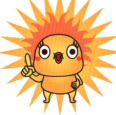	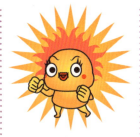	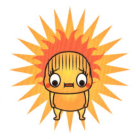
オリジナル ▶ 1_50_01	ポイント ▶ 1_50_02	元気いっぱい ▶ 1_50_03	しょんぼり ▶ 1_50_04
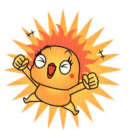	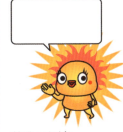	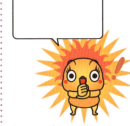	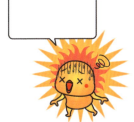
大よろこび ▶ 1_50_05	説明ふきだし ▶ 1_50_06	なるほどふきだし ▶ 1_50_07	ピンチふきだし ▶ 1_50_08

❶栄養素キャラクター

 ## 機能性成分 51 セサミンちゃん
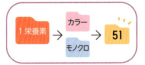

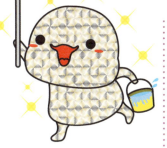	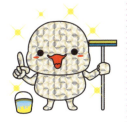	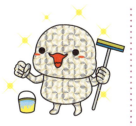	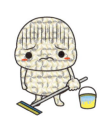
オリジナル ▶ 1_51_01	ポイント ▶ 1_51_02	元気いっぱい ▶ 1_51_03	しょんぼり ▶ 1_51_04
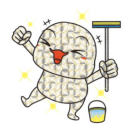	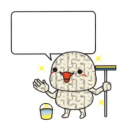	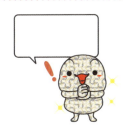	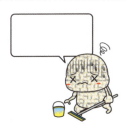
大よろこび ▶ 1_51_05	説明ふきだし ▶ 1_51_06	なるほどふきだし ▶ 1_51_07	ピンチふきだし ▶ 1_51_08

2 こどもイラスト

01 食事

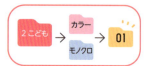

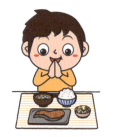
いただきます①（男子）
▶ 2_01_01

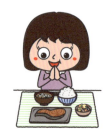
いただきます①（女子）
▶ 2_01_02

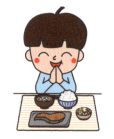
いただきます②（男子）
▶ 2_01_03

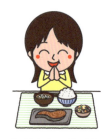
いただきます②（女子）
▶ 2_01_04

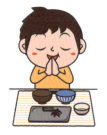
ごちそうさま（男子）
▶ 2_01_05

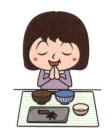
ごちそうさま（女子）
▶ 2_01_06

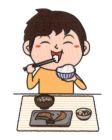
食事中（男子）
▶ 2_01_07

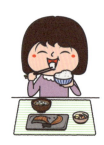
食事中（女子）
▶ 2_01_08

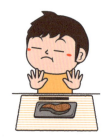
好き嫌い（男子）
▶ 2_01_09

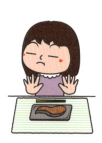
好き嫌い（女子）
▶ 2_01_10

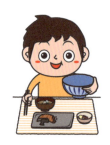
おかわり（男子）
▶ 2_01_11

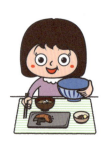
おかわり（女子）
▶ 2_01_12

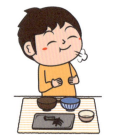
おなかいっぱい（男子）
▶ 2_01_13

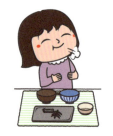
おなかいっぱい（女子）
▶ 2_01_14

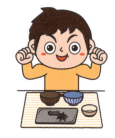
栄養満点（男子）
▶ 2_01_15

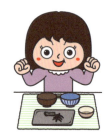
栄養満点（女子）
▶ 2_01_16

02 食事セリフ付・いろいろポーズ

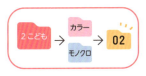

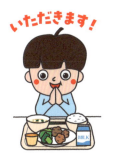
いただきます（男子）
▶ 2_02_01

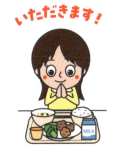
いただきます（女子）
▶ 2_02_02

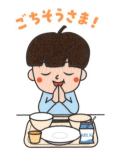
ごちそうさま（男子）
▶ 2_02_03

ごちそうさま（女子）
▶ 2_02_04

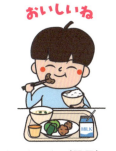
おいしいね（男子）
▶ 2_02_05

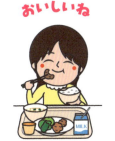
おいしいね（女子）
▶ 2_02_06

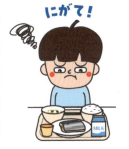
苦手（男子）
▶ 2_02_07

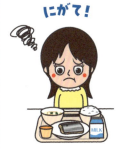
苦手（女子）
▶ 2_02_08

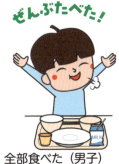
全部食べた（男子）
▶ 2_02_09

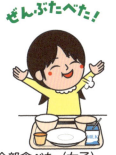
全部食べた（女子）
▶ 2_02_10

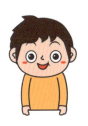
男子
▶ 2_02_11

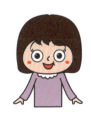
女子
▶ 2_02_12

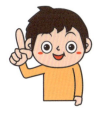
ポイント（男子）
▶ 2_02_13

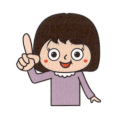
ポイント（女子）
▶ 2_02_14

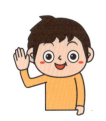
挙手（男子）
▶ 2_02_15

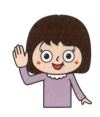
挙手（女子）
▶ 2_02_16

03 食材といっしょに

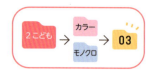

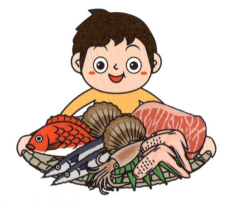

肉・魚介（男子）
▶ 2_03_01

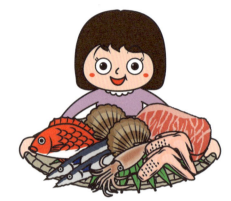

肉・魚介（女子）
▶ 2_03_02

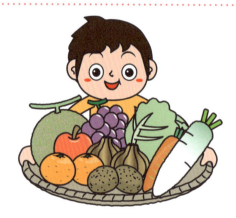

野菜・果実（男子）
▶ 2_03_03

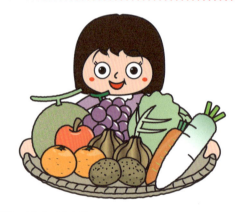

野菜・果実（女子）
▶ 2_03_04

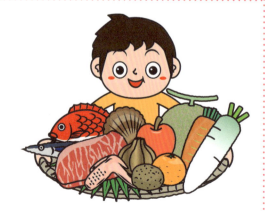

肉・魚介・野菜・果実（男子）
▶ 2_03_05

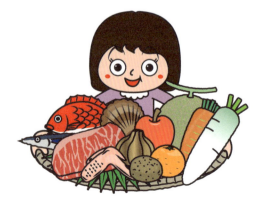

肉・魚介・野菜・果実（女子）
▶ 2_03_06

04 3色の食品群

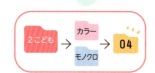

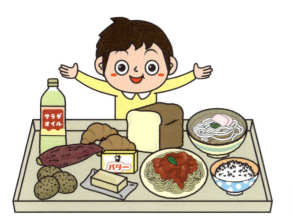

黄色の食品群（男子）
▶ 2_04_01

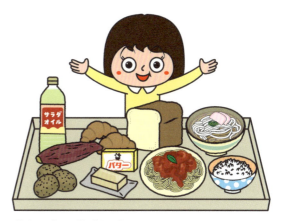

黄色の食品群（女子）
▶ 2_04_02

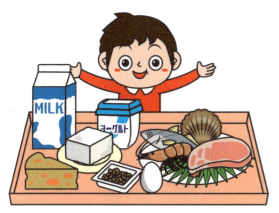

赤の食品群（男子）
▶ 2_04_03

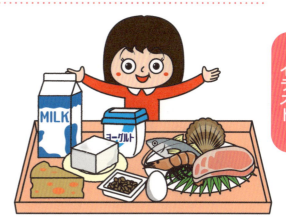

赤の食品群（女子）
▶ 2_04_04

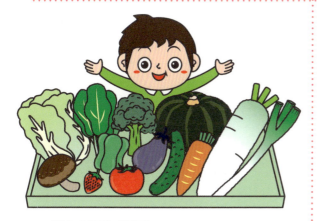

緑の食品群（男子）
▶ 2_04_05

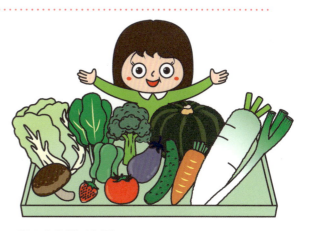

緑の食品群（女子）
▶ 2_04_06

3 おとなイラスト

01 いろいろポーズ

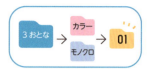

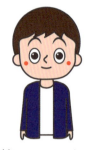

男性
▶ 3_01_01

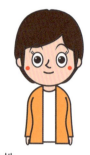

女性
▶ 3_01_02

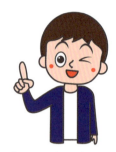

ポイント（男性）
▶ 3_01_03

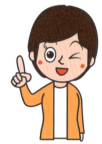

ポイント（女性）
▶ 3_01_04

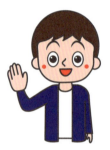

挙手（男性）
▶ 3_01_05

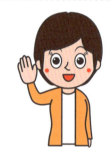

挙手（女性）
▶ 3_01_06

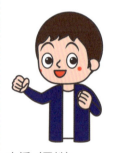

応援（男性）
▶ 3_01_07

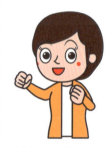

応援（女性）
▶ 3_01_08

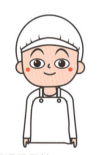

調理員男性
▶ 3_01_09

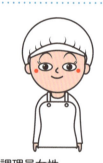

調理員女性
▶ 3_01_10

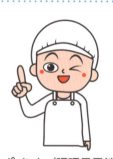

ポイント（調理員男性）
▶ 3_01_11

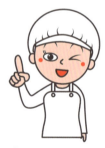

ポイント（調理員女性）
▶ 3_01_12

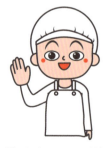

挙手（調理員男性）
▶ 3_01_13

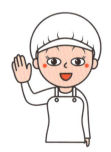

挙手（調理員女性）
▶ 3_01_14

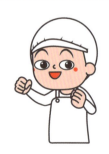

応援（調理員男性）
▶ 3_01_15

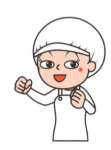

応援（調理員女性）
▶ 3_01_16

02 ふきだし付

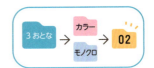

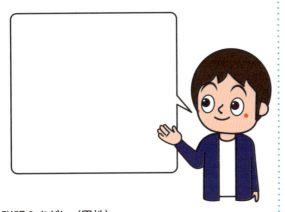

説明ふきだし（男性）
▶ 3_02_01

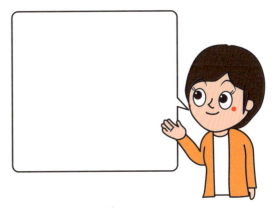

説明ふきだし（女性）
▶ 3_02_02

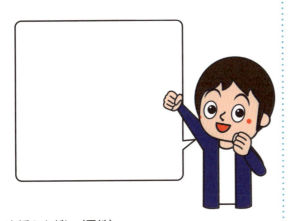

応援ふきだし（男性）
▶ 3_02_03

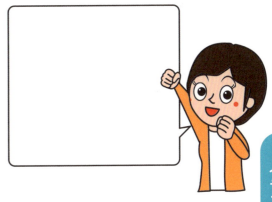

応援ふきだし（女性）
▶ 3_02_04

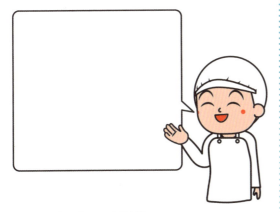

説明ふきだし（調理員男性）
▶ 3_02_05

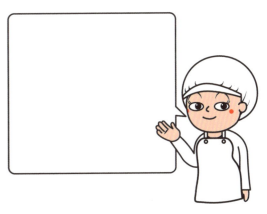

説明ふきだし（調理員女性）
▶ 3_02_06

4 食べものイラスト
01 穀・いも類／肉類

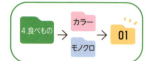

穀・いも類

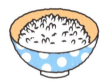
ごはん
▶ 4_01_01

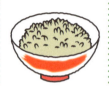
玄米ごはん
▶ 4_01_02

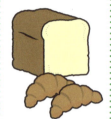
パン
▶ 4_01_03

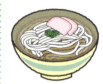
うどん
▶ 4_01_04

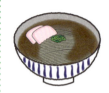
そば
▶ 4_01_05

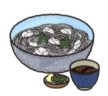
そうめん
▶ 4_01_06

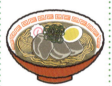
ラーメン
▶ 4_01_07

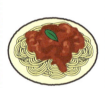
パスタ
▶ 4_01_08

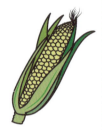
とうもろこし
▶ 4_01_09

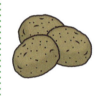
じゃがいも
▶ 4_01_10

肉類

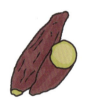
さつまいも
▶ 4_01_11

さといも
▶ 4_01_12

こんにゃく
▶ 4_01_13

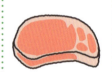
豚肉
▶ 4_01_14

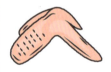
とり肉
▶ 4_01_15

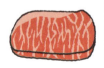
牛肉
▶ 4_01_16

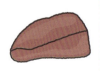
レバー
▶ 4_01_17

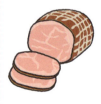
ハム
▶ 4_01_18

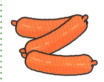
ウインナーソーセージ
▶ 4_01_19

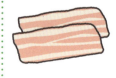
ベーコン
▶ 4_01_20

02 魚介類①

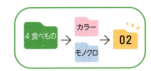

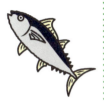	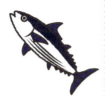	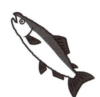		
まぐろ ▶ 4_02_01	かつお ▶ 4_02_02	さけ ▶ 4_02_03	たい ▶ 4_02_04	さんま ▶ 4_02_05
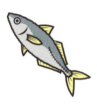		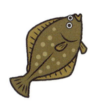		
あじ ▶ 4_02_06	さば ▶ 4_02_07	かれい ▶ 4_02_08	いわし ▶ 4_02_09	しらす干し ▶ 4_02_10
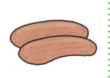	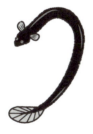	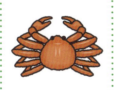	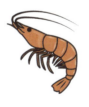	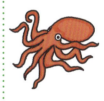
たらこ ▶ 4_02_11	うなぎ ▶ 4_02_12	かに ▶ 4_02_13	えび ▶ 4_02_14	たこ ▶ 4_02_15
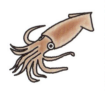		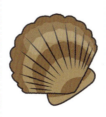	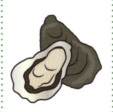	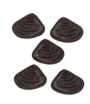
いか ▶ 4_02_16	あさり ▶ 4_02_17	ほたて ▶ 4_02_18	かき ▶ 4_02_19	しじみ ▶ 4_02_20

❹ 食べもののイラスト

03 魚介類②／卵・乳類／豆・ナッツ類／きのこ類

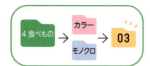

魚介類②

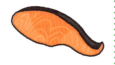
さけの切り身
▶ 4_03_01

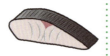
たらの切り身
▶ 4_03_02

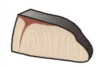
ぶりの切り身
▶ 4_03_03

卵・乳類

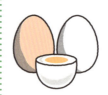
卵
▶ 4_03_04

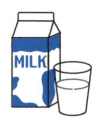
牛乳
▶ 4_03_05

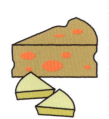
チーズ
▶ 4_03_06

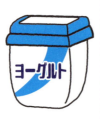
ヨーグルト
▶ 4_03_07

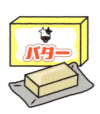
バター
▶ 4_03_08

豆・ナッツ類

大豆
▶ 4_03_09

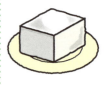
豆腐
▶ 4_03_10

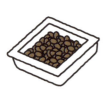
納豆
▶ 4_03_11

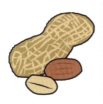
ピーナッツ
▶ 4_03_12

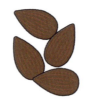
アーモンド
▶ 4_03_13

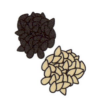
ごま
▶ 4_03_14

きのこ類

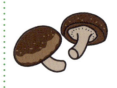
しいたけ
▶ 4_03_15

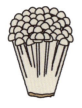
えのきたけ
▶ 4_03_16

まいたけ
▶ 4_03_17

しめじ
▶ 4_03_18

エリンギ
▶ 4_03_19

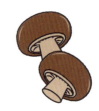
マッシュルーム
▶ 4_03_20

04 野菜類①

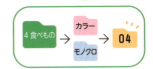

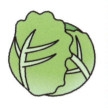
キャベツ
▶ 4_04_01

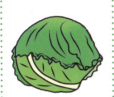
レタス
▶ 4_04_02

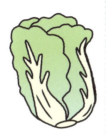
はくさい
▶ 4_04_03

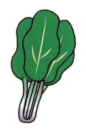
ほうれん草
▶ 4_04_04

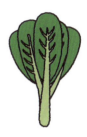
小松菜
▶ 4_04_05

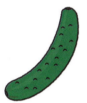
きゅうり
▶ 4_04_06

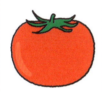
トマト
▶ 4_04_07

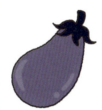
なす
▶ 4_04_08

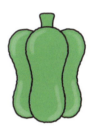
ピーマン
▶ 4_04_09

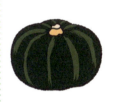
かぼちゃ
▶ 4_04_10

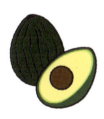
アボカド
▶ 4_04_11

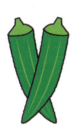
オクラ
▶ 4_04_12

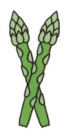
アスパラガス
▶ 4_04_13

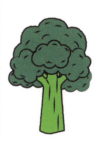
ブロッコリー
▶ 4_04_14

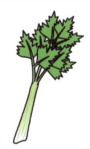
セロリ
▶ 4_04_15

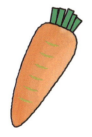
にんじん
▶ 4_04_16

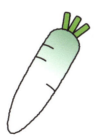
だいこん
▶ 4_04_17

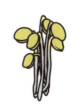
もやし
▶ 4_04_18

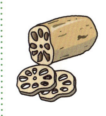
れんこん
▶ 4_04_19

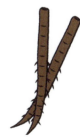
ごぼう
▶ 4_04_20

05 野菜類②／果実類

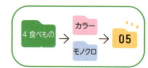

野菜類②

たまねぎ
▶ 4_05_01

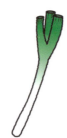
ねぎ
▶ 4_05_02

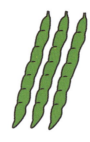
さやいんげん
▶ 4_05_03

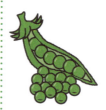
グリンピース
▶ 4_05_04

にんにく
▶ 4_05_05

果実類

しょうが
▶ 4_05_06

りんご
▶ 4_05_07

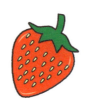
いちご
▶ 4_05_08

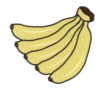
バナナ
▶ 4_05_09

みかん
▶ 4_05_10

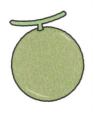
メロン
▶ 4_05_11

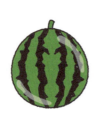
すいか
▶ 4_05_12

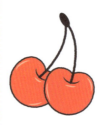
さくらんぼ
▶ 4_05_13

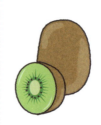
キウイフルーツ
▶ 4_05_14

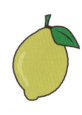
レモン
▶ 4_05_15

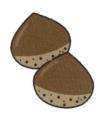
くり
▶ 4_05_16

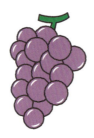
ぶどう
▶ 4_05_17

かき
▶ 4_05_18

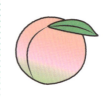
もも
▶ 4_05_19

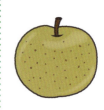
なし
▶ 4_05_20

06 海藻類／調味料・油類／嗜好品

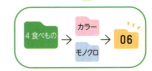

海藻類

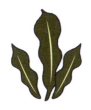
こんぶ
▶ 4_06_01

のり
▶ 4_06_02

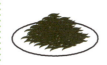
ひじき
▶ 4_06_03

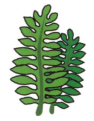
わかめ
▶ 4_06_04

調味料・油類

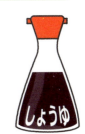
しょうゆ
▶ 4_06_05

みそ
▶ 4_06_06

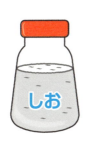
食塩
▶ 4_06_07

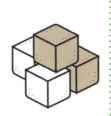
さとう
▶ 4_06_08

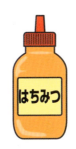
はちみつ
▶ 4_06_09

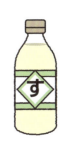
酢
▶ 4_06_10

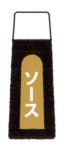
ソース
▶ 4_06_11

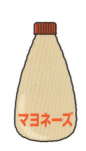
マヨネーズ
▶ 4_06_12

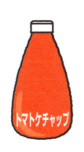
トマトケチャップ
▶ 4_06_13

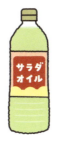
植物油
▶ 4_06_14

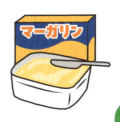
マーガリン
▶ 4_06_15

嗜好品

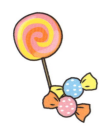
あめ
▶ 4_06_16

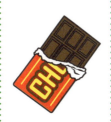
チョコレート
▶ 4_06_17

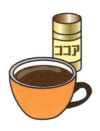
ココア
▶ 4_06_18

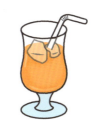
ジュース
▶ 4_06_19

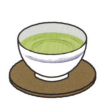
緑茶
▶ 4_06_20

5 フレーム・あしらい

01 献立・給食目標・いろいろフレーム

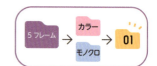

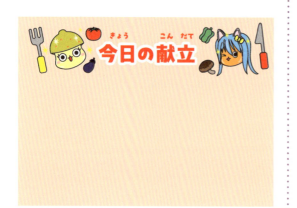

今日の献立
▶ 5_01_01

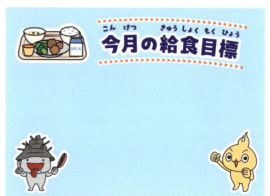

今月の給食目標
▶ 5_01_02

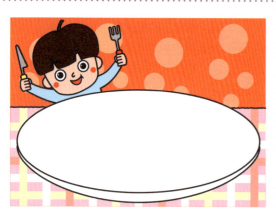

お皿フレーム（男子）
▶ 5_01_03

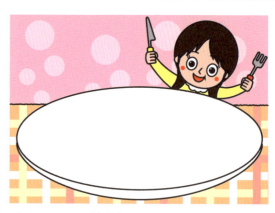

お皿フレーム（女子）
▶ 5_01_04

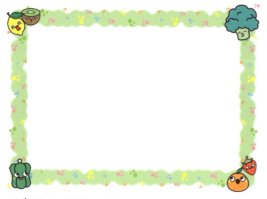

ビタミンCフレーム
▶ 5_01_05

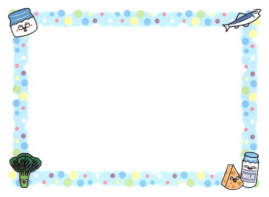

カルシウムフレーム
▶ 5_01_06

02 栄養素表・カード

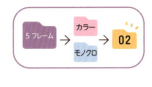

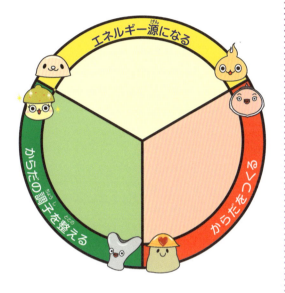

3色の食品群表
▶ 5_02_01

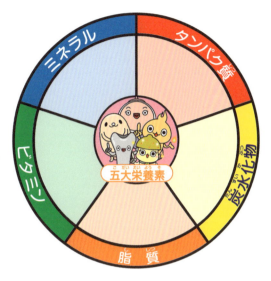

五大栄養素表
▶ 5_02_02

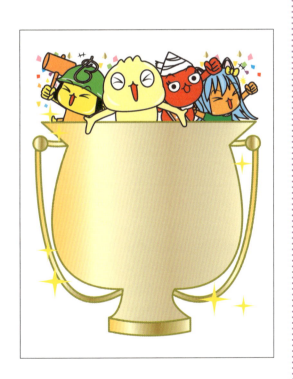

がんばりましたカード①
▶ 5_02_03

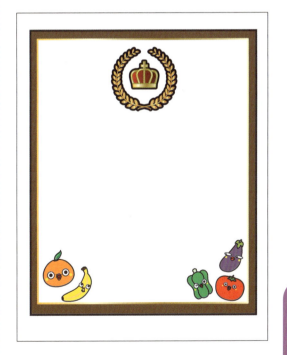

がんばりましたカード②
▶ 5_02_04

03 賞状

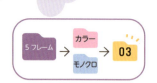

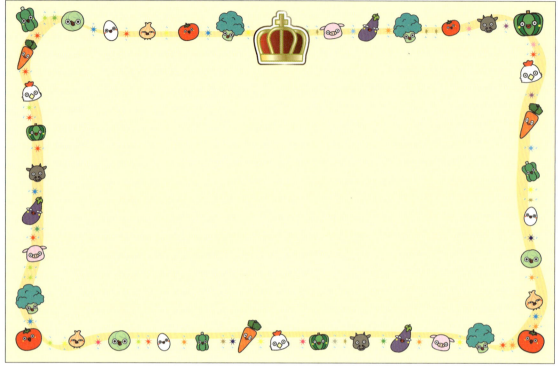

賞状①
▶ 5_03_01

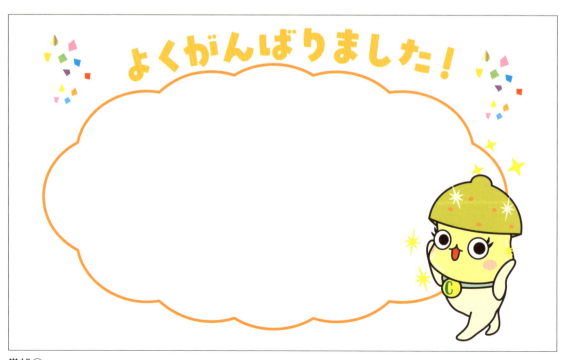

賞状②
▶ 5_03_02

04 飾り罫線

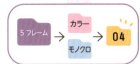

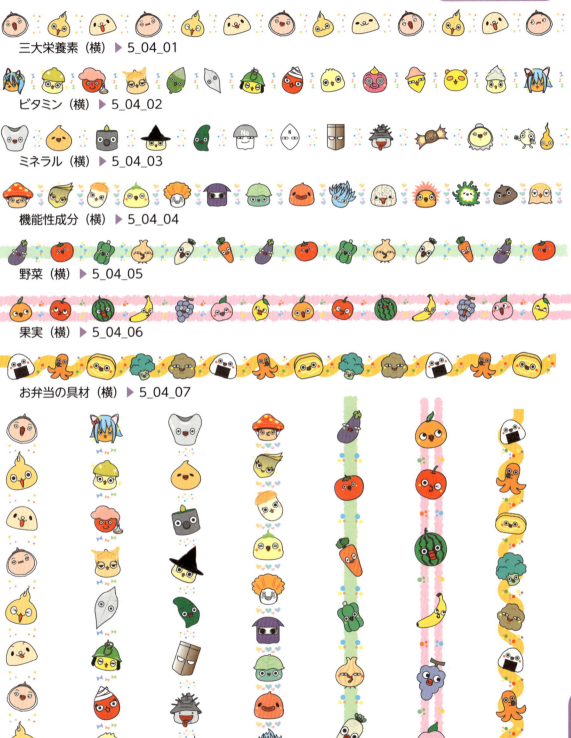

CD-ROMの使い方

付属CD-ROMには、本書に掲載しているイラスト素材がPNGデータで収録されています。PNGデータは、画像を扱うことのできるアプリケーションソフトで読み込むと、背景が透けて表示されます。そのため、ほかの文字やイラスト素材などと組み合わせるときに便利です。必ず「CD-ROMの使い方」（P.60〜63）を読んでご使用ください。

CD-ROMの構成

本書と同じカテゴリ・項目でイラスト素材を収録しています。また、収録データにはカラーとモノクロがあり、モノクロはファイル名の末尾に「m」が付いています。

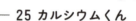

📁 1 栄養素キャラクター

　📁 カラー

　　― 01　タンパク質くん
　　― 02　糖質くん
　　― 03　不溶性さん
　　― 04　水溶性さん
　　― 05　脂質ちゃん
　　― 06　オメガ3ちゃん
　　― 07　オメガ6ちゃん
　　― 08　パルミチン酸どん
　　― 09　HDLくん
　　― 10　LDL兄さん

　　― 11　ビタミンB1くん
　　― 12　ビタミンB2くん
　　― 13　ナイアシンおじさん
　　― 14　パントテン酸ちゃん
　　― 15　ビタミンB6くん
　　― 16　ビオチンちゃん
　　― 17　葉酸くん
　　― 18　ビタミンB12くん
　　― 19　ビタミンCちゃん
　　― 20　レチノールちゃん
　　― 21　β-カロテンちゃん
　　― 22　ビタミンDくん
　　― 23　ビタミンE姉さん
　　― 24　ビタミンKくん

　　― 25　カルシウムくん
　　― 26　リンくん
　　― 27　マグネシウムどん
　　― 28　ナトリウムマン
　　― 29　カリウムマスク
　　― 30　鉄兄さん
　　― 31　亜鉛くん
　　― 32　銅くん
　　― 33　マンガンぼうや
　　― 34　クロムさん
　　― 35　モリブデンキッズ
　　― 36　セレンちゃん
　　― 37　ヨウ素くん

　　― 38　リコピンちゃん
　　― 39　プロテオグリカンどん
　　― 40　イソフラボンちゃん
　　― 41　ビタミンUくん
　　― 42　イソチオシアネートさん
　　― 43　硫化アリルくん
　　― 44　ケルセチンちゃん
　　― 45　ガラクタンちゃん
　　― 46　ナスニンちゃん
　　― 47　β-グルカンさん
　　― 48　ギャバちゃん
　　― 49　アリシンさま
　　― 50　ジンゲロールちゃん
　　― 51　セサミンちゃん

　📁 モノクロ

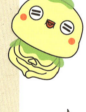

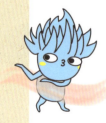
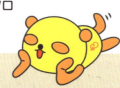

ご使用上の注意

- 📁 **2 こどもイラスト**
  - 📁 カラー
    - 01　食事
    - 02　食事セリフ付・いろいろポーズ
    - 03　食材といっしょに
    - 04　3色の食品群
  - 📁 モノクロ

- 📁 **3 おとなイラスト**
  - 📁 カラー
    - 01　いろいろポーズ
    - 02　ふきだし付
  - 📁 モノクロ

- 📁 **4 食べものイラスト**
  - 📁 カラー
    - 01　穀・いも類／肉類
    - 02　魚介類①
    - 03　魚介類②／卵・乳類／豆・ナッツ類／きのこ類
    - 04　野菜類①
    - 05　野菜類②／果実類
    - 06　海藻類／調味料・油類／嗜好品
  - 📁 モノクロ

- 📁 **5 フレーム・あしらい**
  - 📁 カラー
    - 01　献立・給食目標・いろいろフレーム
    - 02　栄養素表・カード
    - 03　賞状
    - 04　飾り罫線
  - 📁 モノクロ

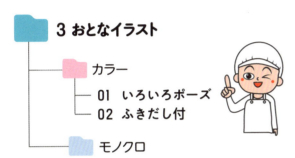
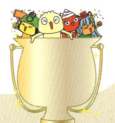

・ イラストについて ・

付属CD-ROMに収録されているイラストの解像度は350dpiです。200％以上に拡大して使用すると、イラストが粗くなり、線がギザギザに見える場合があります。ご了承ください。

パソコンの環境やプリンターの設定などにより、印刷した色調が本書の色調と異なることがあります。

・ 動作環境について ・

付属CD-ROMは、CD-ROMドライブを内蔵または外付けしているWindows、Macintoshに対応しています。Windows10以降、またはmacOS10.14以降を推奨します。

・ 著作権について ・

本書掲載のイラスト素材および付属CD-ROMに収録されているデータの著作権・その他の権利は、いとうみつるおよび弊社に帰属します。

付属CD-ROMに収録されているデータは、ご購入された個人または法人・団体が、私的な目的（施設内やご家庭での利用）の範囲で、ご自由にお使いいただけます。営利目的での使用、およびWEBコンテンツでの使用はできません。

本書掲載のイラストおよび付属CD-ROMの収録データを許可なく複製し、第三者に譲渡・販売・賃貸・頒布することを禁止します。

収録ファイルの開き方

ここでは、Microsoft Windows11 上で付属 CD-ROM から使いたいファイルを開く手順を説明します。P.13 糖質くんの「説明ふきだし（1_02_06）」のカラーデータを開く場合を見てみましょう。

※パソコンの動作環境によっては、画面表示などが異なる場合があります。

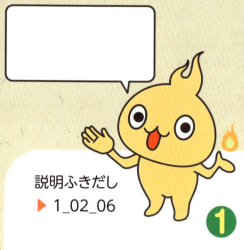

説明ふきだし
▶ 1_02_06

❶ パソコンに付属CD-ROMを挿入する

付属 CD-ROM をパソコンの CD-ROM ドライブにセットします。CD-ROM ドライブの開閉方法は、お使いのパソコンの機種などによって異なりますので、説明書でご確認ください。

❷ 「カテゴリ」のフォルダを開く

右のようにカテゴリの一覧が表示されます。ここでは、「1 栄養素キャラクター」をダブルクリックして開きましょう。

❸ カラーバージョンを選択する

「カラー」と「モノクロ」のフォルダが表示されます。ここでは、「カラー」を選択しダブルクリックします。

❹ 「項目」のフォルダを開く

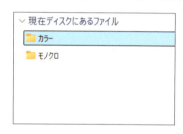

右のように「1 栄養素キャラクター」内の項目のフォルダが表示されます。ここでは、「02 糖質くん」をダブルクリックします。

❺ 使いたいファイルを選ぶ

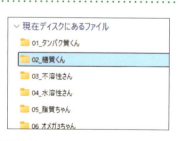

糖質くんのデータが入っています。使用したいファイル名は「1_02_06」なので、それをフォルダ内から選びましょう。

Wordで活用したい時

❶ イラストを挿入する

Wordの「挿入」タブを開き、「画像」→「このデバイス」をクリックするとファイルの選択画面が開きます。付属CD-ROMを選択し、P.62の❷～❺と同じ要領で使いたいイラストを選んだら「挿入」ボタンをクリックしましょう。

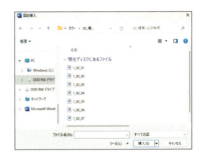

❷ イラストを動かす

挿入したイラストは、このままでは行内に固定されているため、自由に移動ができません。イラスト上で右クリックして出てきたメニューから「文字列の折り返し」を選び、「行内」以外をクリックすると、イラストを動かせるようになります。

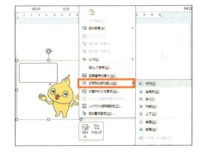

❸ イラストの大きさを変える

画像ボックスの○マークにカーソルを合わせると、マウスポインタの形が変わります。そのままドラッグすれば、イラストを拡大・縮小できます。

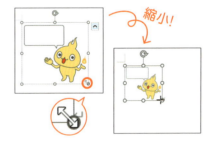

❹ 文字を入力する

「挿入」タブの「テキストボックス」を開き、テキストボックスの種類を選びます。文字を入れたい場所へドラッグし、テキストボックスの○マークで、大きさを調整しましょう。テキストボックス内部をクリックすると、文字入力のカーソルが点滅し、文字を入力することができます。枠線や枠内の塗りつぶしを消したい時は、テキストボックスを選択状態にして、「図形の書式」タブにある「図形のスタイル」から変更してください。

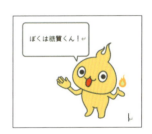

〈免責事項〉
- 本書付属のCD-ROMのご使用により生じた損害、障害、その他いかなる事態にも、弊社およびデータ作成者は一切の責任を負いません。
- 収録データの読み込み・編集については、お使いのアプリケーションソフトに依存します。ご不明の点は、アプリケーションソフトのマニュアルをご参照ください。
- 本書付属のCD-ROMの使い方に関する電話等によるサポートは行っておりません。

※本書中に登場するMicrosoft、Windows、Wordは米国マイクロソフト社の登録商標です。
　Macintoshは米国アップル社の商標です。

| 監修者　田中 明（たなか・あきら）
女子栄養大学名誉教授。医学博士。生活習慣病患者の診察と各種健康雑誌、テレビ番組などの監修を行っている。

| 監修者　蒲池桂子（かまち・けいこ）
女子栄養大学栄養クリニック教授。栄養クリニック営業管理、生活習慣病栄養相談、企業向け栄養コンサルティングを行っている。

| イラスト　いとうみつる
広告デザイナーを経てイラストレーターに転身。ほのぼのとした雰囲気で描く、"ゆるくコミカル"な感覚のキャラクター作成を得意とする。

| デザイン　株式会社リナリマ
| 編集　株式会社スリーシーズン（森田 碧）
| 校正　齋藤のぞみ
| 企画・編集　株式会社日本図書センター

CD-ROMのご利用にあたって

P.60～63の「CD-ROMの使い方」をお読みいただき、内容にご同意いただいたうえでご利用ください。

● 本書収録イラスト素材および付属CD-ROMに収録されているデータは、第三者への譲渡・賃貸・販売・頒布、および営利目的での使用を禁止します。ただし、図書館およびそれに準ずる施設での閲覧・館外貸し出しは可能です。その場合も、P.61の利用条件の範囲内でご利用ください。
● 本書付属CD-ROMの使用によって生じたいかなる結果にも、日本図書センターおよびいとうみつるは責任を負いません。

すぐに使える！
栄養素キャラクター素材集 CD-ROM付

2025年2月25日　初版第1刷発行

監修者　田中 明・蒲池桂子
発行者　高野総太
発行所　株式会社日本図書センター
　　　　〒112-0012 東京都文京区大塚 3-8-2
　　　　電話　営業部　03-3947-9387
　　　　　　　出版部　03-3945-6448
　　　　HP　https://www.nihontosho.co.jp
印刷・製本　TOPPANクロレ株式会社

©2025 Nihontosho Center Co.Ltd. Printed in Japan
ISBN978-4-284-00143-4 C3037

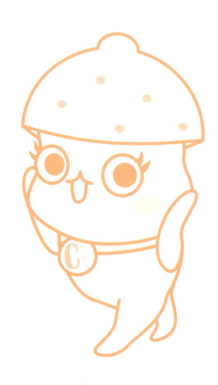